I0838125

BOA ENERGIA PARA VIDA

Como O Metabolismo Impulsiona A Saúde E O Bem-Estar Imparáveis

Emma Wilcher

ÍNDICE

Introdução
- Uma Visão Geral do Metabolismo
- A importância de ter energia todos os dias
- A motivação por trás do livro

Capítulo 1:
Compreendendo o metabolismo
- O que é metabolismo?
- O papel das enzimas e hormônios
- Taxa Metabólica Basal (TMB)
- Fatores que afetam o metabolismo

Capítulo 2:
A ligação entre metabolismo e energia
- Como o corpo converte alimentos em energia
- O papel do ATP (adenosina trifosfato)
- Mitos Metabólicos Comuns

Capítulo 3:
Aumentando seu metabolismo para energia sustentada
- Alimentos que apoiam a saúde metabólica:
- Efeito térmico dos alimentos
- Suplementos e Vitaminas

Envelhecimento e Metabolismo
• Como o metabolismo muda com a idade.
• Estratégias para manter um metabolismo saudável no envelhecimento
• Prevenção do ganho de peso relacionado à idade:

Capítulo 8
Condições e distúrbios metabólicos
• Hipotireoidismo e Hipertireoidismo
• Diabetes e Síndrome Metabólica
• Abordando distúrbios metabólicos

Capítulo 9
Desintoxicando seu metabolismo
• O papel das toxinas na desaceleração do metabolismo:
• Saúde do fígado e intestino
• Estratégias simples de desintoxicação

Capítulo 10
Criando um estilo de vida que otimiza o metabolismo
• Hábitos diários para um metabolismo saudável
• Conexão Mente-Corpo
• Saúde Metabólica Personalizada

Conclusão

Página de direitos autorais
©2024 Emma Wilcher

Todos os direitos reservados.
Nenhuma parte desta publicação pode ser reproduzida, distribuída ou transmitida de qualquer forma ou por qualquer meio, incluindo fotocópia, gravação ou outros métodos eletrônicos ou mecânicos, sem a autorização prévia por escrito do autor, exceto no caso de breves citações incluídas em resenhas críticas e certos outros usos não comerciais permitidos pela lei de direitos autorais.

Introdução

UMEmbora o termo metabolismo seja usado com frequência, seu verdadeiro significado em nossas vidas cotidianas às vezes é negligenciado. Em seu centro, a digestão alude a cada um dos ciclos compostos que acontecem dentro de nossos corpos para acompanhar a vida. Esses ciclos convertem os alimentos que comemos em energia, que controla cada capacidade do corpo - da respiração e pensamento ao movimento e desenvolvimento. A digestão não é apenas sobre consumir calorias; o motor mantém tudo funcionando, afetando como nos sentimos, como envelhecemos e como nossos corpos respondem tanto ao descanso quanto ao movimento.

- **Uma Visão Geral do Metabolismo**

Existem dois tipos principais de metabolismo: catabolismo e anabolismo. Catabolismo é a interação pela qual nossos corpos separam partículas para fornecer energia. Isso acontece quando os alimentos são processados e os suplementos são ingeridos no sistema circulatório. Por outro lado, o anabolismo é o processo de construção no qual as células usam energia para criar novas proteínas, tecidos e outras partes vitais do corpo.

A produção de energia, que é necessária para todas as funções corporais, está no cerne do metabolismo. Estejamos conscientes ou dormindo, nossos corpos estão continuamente transformando suplementos em energia. Essa energia alimenta tudo, desde as capacidades mentais da nossa mente até os músculos que usamos enquanto caminhamos ou nos exercitamos. A taxa na qual esses ciclos acontecem, conhecida como nossa taxa metabólica basal (TMB), muda de um indivíduo para outro e pode ser impactada por elementos como idade, orientação, qualidades hereditárias e níveis reais de trabalho.

- ## A importância de ter energia todos os dias

Energia não é apenas algo que obtemos quando dormimos bem ou tomamos café. O poder-chave controla cada estrutura do corpo humano. Sem a criação adequada de energia, órgãos essenciais como o coração, os pulmões e o cérebro não teriam a opção de funcionar adequadamente. Em um nível celular, a energia impulsiona a correção, o desenvolvimento e, em geral, a manutenção do corpo, apoiando o bem-estar físico e psicológico.

Capacidades reais passadas e energia influenciam nossa prosperidade profunda e mental. Uma digestão bem-funcionando mantém discernimento inabalável, mentalidade positiva e prontidão mental, enquanto baixos níveis de energia são frequentemente conectados ao cansaço, mudanças de temperamento e ausência de inspiração. Podemos controlar melhor nossa saúde, bem-estar e vitalidade de longo prazo ao compreender como nosso metabolismo gera e gerencia energia.

• A motivação por trás do livro

A motivação por trás deste livro é cavar a conexão alucinante entre digestão e bem-estar, dando pedaços de conhecimento sobre o que os níveis de energia significam para a saúde em geral. Ao entender a mecânica da digestão, podemos descobrir como simplificá-la para energia expandida, melhor bem-estar e prosperidade trabalhada.

Investigaremos procedimentos para ajudar a capacidade metabólica, o trabalho de nutrição, exercícios, descanso e fatores de estilo de vida que impactam a digestão. Este livro o guiará pelo estudo da digestão de uma maneira aberta, oferecendo orientação razoável para a existência diária. Quer você precise atualizar seus níveis de energia, lidar com seu peso ou trabalhar em um bem-estar geral, os dados dentro destas páginas o envolverão na busca por escolhas informadas para uma vida melhor e mais animada.

A jornada começa com a compreensão de que boa energia é a chave para uma vida feliz e saudável, e isso começa com o metabolismo.

Capítulo 1

Compreendendo O Metabolismo

- ## O que é metabolismo?

Mo metabolismo abrange o essencialreações químicas que sustentam a vida dentro de nossos corpos, permitindo crescimento, reprodução, reparação de tecidos e responsividade ambiental. Em sua essência, o metabolismo transforma os alimentos que comemos em energia, que alimenta todas as funções corporais — desde respirar e pensar até correr e levantar pesos. Para apreciar a importância do metabolismo para a saúde geral, é crucial entender como os sistemas de energia do corpo operam, os papéis das enzimas e hormônios nesses processos e os vários fatores que afetam a taxa metabólica.

Compreendendo o metabolismo

Um olhar aprofundado sobre os sistemas de energia do corpo — catabolismo e anabolismo
O metabolismo pode ser categorizado em dois processos principais: catabolismo e anabolismo. Esses dois elementos trabalham em conjunto para manter o equilíbrio energético do corpo e garantir que as células recebam o combustível necessário para operar efetivamente.

- **Catabolismo**refere-se ao processo metabólico que envolve a quebra de moléculas complexas em outras mais simples, resultando na liberação de energia na forma de ATP (adenosina trifosfato). Durante o catabolismo, nutrientes como carboidratos, gorduras e proteínas são decompostos em unidades menores, incluindo glicose, ácidos graxos e aminoácidos. Esses componentes menores são então utilizados pelo corpo para gerar energia, que é crucial para várias funções, como contração muscular, digestão e regulação da temperatura corporal. Essa quebra é essencial, pois desbloqueia a energia armazenada nos alimentos para uso do corpo.

- **Anabolismo**é a fase construtiva do metabolismo, onde o corpo aproveita a energia para construir e reparar tecidos, sintetizar hormônios e criar outras moléculas complexas. O anabolismo serve como contrapartida ao catabolismo; em vez de quebrar moléculas, ele se concentra na montagem de estruturas maiores, como proteínas e DNA, a partir de blocos de construção menores. Esse processo é vital para o crescimento, reparo celular e manutenção de um sistema imunológico saudável.

• O Papel Das Enzimas E Hormônios

Enzimas e hormônios desempenham papéis essenciais no gerenciamento das intrincadas reações químicas que constituem o metabolismo. Na ausência delas, esses processos ocorreriam muito lentamente para sustentar a vida, impedindo o corpo de transformar nutrientes em energia utilizável.

• Enzimas

Proteínas chamadas enzimas aumentam a taxa de reações químicas em compostos do corpo. Cada resposta metabólica depende de um composto específico para realmente funcionar. Por exemplo, enzimas digestivas facilitam a quebra de alimentos em nutrientes fundamentais, enquanto outras enzimas dentro das células auxiliam na conversão desses nutrientes em ATP. Sem enzimas, o corpo teria dificuldade para digerir alimentos, absorver nutrientes ou gerar energia com rapidez suficiente para atender às demandas das atividades cotidianas.

• Hormônios

Os hormônios servem como mensageiros químicos que desempenham um papel crucial na regulação de vários processos metabólicos, como a taxa na qual o corpo queima calorias, armazena gordura e sintetiza proteínas. Esses hormônios que controlam o metabolismo são feitos pelo sistema endócrino, que inclui a tireoide, o pâncreas e as glândulas suprarrenais. Por exemplo:

- **Hormônio tireoidiano**

Os hormônios da tireoide (T3 e T4) são reguladores-chave da taxa metabólica do corpo. Níveis elevados desses hormônios levam a uma taxa metabólica aumentada, enquanto níveis mais baixos resultam em uma taxa mais lenta.

- **Insulina**

A insulina, produzida pelo pâncreas, ajuda a controlar os níveis de açúcar no sangue e facilita o armazenamento de glicose nas células, além de participar do metabolismo da gordura.

- **Cortisol**

O cortisol, um hormônio liberado em resposta ao estresse, pode afetar o metabolismo aumentando a produção de glicose e estimulando o armazenamento de gordura como resposta a ameaças percebidas.

Desequilíbrios hormonais
Pode resultar em distúrbios metabólicos, incluindo hipotireoidismo (caracterizado por uma tireoide hipoativa), que pode desacelerar o metabolismo, ou hipertireoidismo (caracterizado por uma tireoide hiperativa), que pode acelerar o metabolismo e causar perda de peso não intencional.

• Taxa Metabólica Basal (Tmb)

O que isso significa e como isso afeta o gasto de energia

A Taxa Metabólica Basal (TMB) é o número de calorias necessárias para o corpo desempenhar suas funções essenciais de sustentação da vida, incluindo respiração, circulação, produção de células e regulação da temperatura. A TMB constitui a maior parte do gasto calórico diário, tornando-se um elemento crucial na avaliação das necessidades energéticas totais de um indivíduo.

A TMB é influenciada por vários fatores, incluindo peso, altura, idade e gênero. Geralmente, uma TMB mais alta indica que o corpo queima mais calorias em repouso. Por exemplo, um indivíduo jovem e ativo com maior massa muscular normalmente terá uma TMB mais alta do que uma pessoa mais velha com menos músculos e mais gordura corporal, pois o tecido muscular é mais metabolicamente ativo e queima mais calorias do que o tecido adiposo, mesmo quando o corpo está em repouso.

BMR, ou Taxa Metabólica Basal, é crucial, pois estabelece o número mínimo de calorias necessárias para que um indivíduo mantenha seu peso atual. Quando uma pessoa consome mais calorias do que sua BMR, ela ganhará peso; inversamente, consumir menos calorias do que sua BMR levará à perda de peso. Portanto, compreender o conceito de BMR é vital para qualquer pessoa que pretenda controlar seu peso ou melhorar seu metabolismo por meio de escolhas alimentares e de exercícios.

• Fatores Que Influenciam O Metabolismo

Idade, gênero, genética e estilo de vida

Uma variedade de fatores afeta a taxa metabólica de um indivíduo, incluindo idade, gênero, genética e hábitos de vida. Embora alguns desses elementos estejam além do nosso controle, estar ciente deles pode capacitar os indivíduos a fazer melhores escolhas em relação à sua saúde e função metabólica.

1.   Idade

À medida que os indivíduos envelhecem, seu metabolismo geralmente desacelera, principalmente devido ao declínio da massa muscular e mudanças nos níveis hormonais. Adultos mais velhos frequentemente notam uma diminuição em sua taxa metabólica basal (TMB), o que pode resultar em ganho de peso se eles mantiverem a mesma ingestão calórica de quando eram mais jovens. Praticar atividade física regular, particularmente treinamento de força, pode ajudar a mitigar esse efeito preservando ou até mesmo aumentando a massa muscular.

2.   Gênero

Geralmente, os homens têm uma TMB maior em comparação às mulheres, atribuída à sua maior massa muscular. Como o tecido muscular queima mais calorias do que a gordura, os homens normalmente gastam mais energia em repouso. Em contraste, as mulheres geralmente possuem uma porcentagem maior de gordura corporal, o que contribui para uma TMB menor. No entanto, fatores de estilo de vida, como exercícios consistentes e uma dieta nutritiva, podem impactar positivamente o metabolismo tanto para homens quanto para mulheres.

3.   Genética

A genética influencia significativamente a taxa metabólica de um indivíduo. Alguns indivíduos são naturalmente predispostos a um metabolismo mais rápido, enquanto outros podem experimentar uma taxa mais lenta. As diferenças genéticas podem determinar a eficácia com que o corpo queima calorias e armazena gordura. Por exemplo, certas pessoas podem herdar uma tendência a acumular mais gordura ou lutar para perder peso, mesmo quando seguem uma dieta equilibrada e um regime regular de exercícios.

4. Fatores de estilo de vida

• **Dieta:**Os alimentos que consumimos podem afetar muito nosso metabolismo. Dietas ricas em alimentos processados, açúcares refinados e gorduras não saudáveis podem prejudicar a função metabólica, enquanto dietas abundantes em alimentos integrais — como vegetais, proteínas magras e gorduras saudáveis — podem aumentar a eficiência metabólica. Além disso, consumir refeições menores e mais frequentes pode ajudar a manter um metabolismo ativo ao longo do dia.

• **Exercício**Praticar atividade física é um dos métodos mais eficazes para melhorar o metabolismo. Exercícios cardiovasculares, como correr ou andar de bicicleta, queimam calorias durante o treino, enquanto o treinamento de força constrói músculos, o que eleva a taxa metabólica basal (TMB) mesmo em repouso. Para otimizar a saúde metabólica, é melhor incorporar uma mistura de exercícios cardiovasculares e de treinamento de força.

• **Dormir**: Sono insuficiente pode ter impacto adverso no metabolismo ao interromper os hormônios que controlam a fome e o gasto de energia. Sono ruim pode levar a níveis elevados de grelina (o hormônio que estimula o apetite) e níveis reduzidos de leptina (o hormônio que sinaliza a saciedade), resultando potencialmente em alimentação excessiva e ganho de peso.

5.   Estresse:O estresse crônico pode afetar muito o metabolismo. Quando o corpo passa por estresse, ele produz cortisol, o que pode levar ao aumento do armazenamento de gordura, especialmente na região abdominal. Períodos prolongados de estresse também podem interromper hábitos alimentares regulares, resultando em alimentação excessiva ou escolhas alimentares ruins que podem impactar negativamente a saúde metabólica.

6.   Hidratação:

 Manter a hidratação adequada é crucial para o desempenho metabólico ideal. A água desempenha um papel vital em quase todos os processos metabólicos, incluindo a digestão de alimentos e a produção de ATP. Mesmo uma leve desidratação pode prejudicar o metabolismo, diminuir os níveis de energia e afetar as habilidades cognitivas.

Resumo

O metabolismo desempenha um papel crucial na geração de energia para o corpo, transformando alimentos no combustível necessário para todas as funções, desde atividades básicas como respirar até tarefas complexas como pensar. A relação entre metabolismo e energia é essencial para a saúde geral e vitalidade, influenciando nosso bem-estar diário, desempenho físico e até mesmo o processo de envelhecimento.

Capítulo 2

A Ligação Entre Metabolismo E Energia

Como O Corpo Converte Alimentos Em Energia

UMo coração da produção de energia está na capacidade do corpo de converter alimentos em energia utilizável. Os alimentos que comemos consistem em três macronutrientes primários: carboidratos, proteínas e gorduras. Cada um desses macronutrientes serve a um propósito único na energização do corpo, e os processos metabólicos envolvidos são intrincados e altamente eficientes.

Carboidratos: a principal fonte de energia do corpo

Os carboidratos são normalmente a principal fonte de energia do corpo, particularmente para atividades que exigem explosões rápidas de energia, como exercícios. Os carboidratos que você come são convertidos pelo seu sistema digestivo em glicose, que é então liberada na corrente sanguínea. O hormônio insulina facilita o transporte de glicose para as células do corpo, onde pode ser usada imediatamente para energia ou armazenada no fígado e músculos como glicogênio para uso futuro.

Cada vez que há necessidade de energia, o glicogênio armazenado pode ser rapidamente transformado de volta em glicose. Essa rápida liberação de energia é o que torna os carboidratos especialmente vitais para aqueles que são fisicamente ativos. No entanto, se o consumo de carboidratos ultrapassar as necessidades imediatas de energia do corpo e a capacidade de armazenamento, o excedente é convertido em gordura para armazenamento de longo prazo.

Proteínas: Componentes Essenciais e Reservas Energéticas

As proteínas desempenham um papel crucial no crescimento, reparo e manutenção dos tecidos corporais. Compostas de aminoácidos, elas são frequentemente mencionadas como os blocos estruturais da vida. Embora as proteínas não sejam a principal fonte de energia do corpo, elas podem ser convertidas em glicose por meio de um processo conhecido como gliconeogênese quando as reservas de carboidratos são esgotadas, como durante jejum prolongado ou exercícios vigorosos.

Isso posiciona as proteínas como uma fonte secundária de energia; no entanto, suas principais funções são estruturais e funcionais, auxiliando em processos como reparo muscular, síntese hormonal e suporte ao sistema imunológico. Depender demais de proteína para energia pode ser ineficiente e prejudicial, pois o corpo prioriza o uso de proteínas para outras funções vitais.

Gorduras: Uma fonte rica e duradoura de energia

Entre os macronutrientes que compõem o corpo, a gordura é a mais densa em energia; ela libera mais de duas vezes mais energia por grama para carboidratos e proteínas. Após o consumo, as gorduras são quebradas em ácidos graxos e glicerol, que podem ser utilizados para energia ou armazenados no tecido adiposo para uso futuro.

As gorduras são vitais para a produção sustentada de energia, particularmente durante atividades de baixa intensidade, como caminhar ou dormir. Quando as reservas de carboidratos estão baixas, o corpo faz a transição para a queima de gordura por meio de um processo chamado lipólise. Isso torna as gorduras um elemento crucial para manter a energia a longo prazo, especialmente durante atividades de resistência.

• O Papel Do ATP (Adenosina Trifosfato)

A energia gerada pela quebra de carboidratos, proteínas e gorduras não é utilizada diretamente pelas células. Em vez disso, o corpo transforma essa energia em trifosfato de adenosina (ATP), que serve como moeda de energia para as células. O ATP é uma molécula de alta energia que armazena e transporta energia dentro das células para uso imediato.

Como as células utilizam o ATP para obter energia

O ATP é gerado principalmente pela respiração celular, um processo complexo que ocorre nas mitocôndrias, frequentemente chamadas de "potências" da célula. O processo começa com a glicólise, onde a glicose é convertida em piruvato no citoplasma da célula, produzindo uma pequena quantidade de ATP. O piruvato é então transportado para as mitocôndrias, onde entra no ciclo de Krebs (também conhecido como ciclo do ácido cítrico). Durante esse estágio, ele sofre mais quebra, e a energia é capturada na forma de transportadores de elétrons.

A fase final, chamada de cadeia de transporte de elétrons, ocorre na membrana interna da mitocôndria. Nesse estágio, os transportadores de elétrons liberam sua energia, levando à produção da maior parte do ATP do corpo. O oxigênio é essencial para esse processo, e é por isso que um suprimento constante é necessário para a geração eficiente de energia.

As células utilizam ATP para conduzir várias funções, incluindo:

• **Músculo:** Contrações musculares O ATP fornece a energia necessária para os músculos se contraírem e relaxarem, facilitando o movimento.

• **Manutenção celular:** As células dependem do ATP para reparo, crescimento, manutenção da homeostase e realização de outros processos vitais.

• **Sinalização nervosa:** O cérebro e o sistema nervoso precisam de ATP para enviar sinais entre os neurônios, o que é crucial para tudo, desde pensamentos até reflexos.

A produção e quebra contínua de ATP são cruciais para manter o equilíbrio energético do corpo. Quando o ATP é gasto, ele se transforma em ADP (adenosina difosfato), que pode mais tarde ser sintetizado de volta em adenosina trifosfato na presença de outros nutrientes e oxigênio.

• **Metabólico Comummitos**

O metabolismo é frequentemente mal compreendido, levando a vários mitos sobre seu papel na energia e no gerenciamento de peso. Vamos esclarecer alguns dos equívocos mais prevalentes:

Mito 1: Um metabolismo rápido garante perda de peso

Muitas pessoas acham que um metabolismo rápido é a chave para uma perda de peso fácil. Embora o metabolismo contribua para o gasto calórico, ele é apenas um fator entre muitos. Elementos como dieta, atividade física, sono e estilo de vida em geral são igualmente cruciais. Na verdade, aqueles com metabolismos mais rápidos podem precisar consumir mais calorias para sustentar sua energia, destacando que o gerenciamento de peso eficaz envolve uma combinação de vários fatores, não apenas a taxa metabólica.

Mito 2: Comer refeições pequenas e frequentes aumenta o metabolismo

Muitas pessoas acreditam que consumir cinco ou seis pequenas refeições por dia irá "acender o fogo metabólico". No entanto, a quantidade total de alimentos consumidos ao longo do dia é mais crucial do que o horário das refeições. Embora a digestão exija alguma energia — conhecido como efeito térmico dos alimentos — o impacto é mínimo. Embora comer refeições menores e mais frequentes possa ajudar na regulação do apetite, isso não resulta necessariamente em um metabolismo mais rápido ou perda de peso aprimorada.

Mito 3: O metabolismo desacelera significativamente com a idade

Embora seja verdade que o metabolismo tende a desacelerar gradualmente à medida que envelhecemos — em grande parte devido à diminuição da massa muscular e às mudanças hormonais — o declínio não é tão pronunciado quanto muitas pessoas acreditam. Praticar atividade física regular, preservar a massa muscular por meio do treinamento de força e seguir uma dieta balanceada pode ajudar a manter o metabolismo funcionando de forma eficiente até a velhice. O envelhecimento não resulta automaticamente em baixos níveis de energia ou ganho de peso; fazer escolhas informadas de estilo de vida pode ter um efeito substancial.

Mito 4: Pular refeições retarda o metabolismo

Há uma crença comum de que pular refeições, especialmente o café da manhã, pode reduzir drasticamente o metabolismo e levar ao ganho de peso. Embora pular refeições possa causar mudanças temporárias nos níveis de energia, isso não tem um efeito duradouro na taxa metabólica. No entanto, pular refeições regularmente pode resultar em comer demais no final do dia, tornando o controle de peso mais desafiador. Uma dieta equilibrada e rica em nutrientes é muito mais eficaz para apoiar a saúde metabólica geral.

Mito 5: Consumo de alimentos tarde da noite resulta em aumento de peso

Muitas pessoas pensam que comer tarde da noite resulta em ganho de peso porque o metabolismo do corpo desacelera durante o sono. No entanto, não é o horário das refeições que é importante, mas sim a ingestão geral de calorias. Comer tarde da noite pode levar ao ganho de peso se resultar no consumo de mais calorias do que o corpo necessita. No entanto, o metabolismo continua a funcionar enquanto dormimos e, desde que o consumo de calorias seja equilibrado, comer à noite não desacelera inerentemente o metabolismo nem leva ao ganho de peso.

Resumo

Metabolismo e energia são processos intimamente interligados que são essenciais para a vida, alimentam nossas atividades diárias e impactam a saúde a longo prazo. Ao entender como o corpo transforma carboidratos, proteínas e gorduras em energia e desmascarar mitos metabólicos comuns, os indivíduos podem fazer escolhas mais bem informadas para melhorar sua saúde, vitalidade e bem-estar geral. Focar na saúde metabólica é essencial para alcançar energia duradoura e bem-estar geral, seja por meio da otimização de sua dieta, da participação em exercícios regulares ou da compreensão da importância do ATP na produção de energia.

Capítulo 3

Aumentando Seu Metabolismo Para Energia Sustentada

Manter um metabolismo saudável é crucial para garantir que seu corpo tenha a energia necessária para operar efetivamente ao longo do dia. Embora a genética influencie sua taxa metabólica basal (TMB), fatores de estilo de vida como dieta, atividade física e sono podem afetar muito a eficiência com que seu corpo queima calorias e gera energia. Neste capítulo, examinaremos como certos alimentos, suplementos, horários das refeições e até mesmo o processo de digestão podem melhorar seu metabolismo e ajudá-lo a manter níveis mais altos de energia.

• Alimentos Que Apoiam A Saúde Metabólica

O papel da nutrição na otimização do metabolismo

Os alimentos que você escolhe consumir têm um efeito significativo no seu metabolismo. Uma dieta bem balanceada que inclua as proporções certas de proteínas magras, gorduras saudáveis e carboidratos complexos pode otimizar a função metabólica e aumentar a produção de energia.

Proteínas Magras:A proteína é vital para o crescimento e reparo muscular, e requer mais energia para digerir do que gorduras e carboidratos. Esse gasto energético aumentado durante a digestão é chamado de efeito térmico dos alimentos (ETA), que será explorado mais adiante neste capítulo. Consumir alimentos ricos em proteínas também é importante para preservar a massa muscular, o que é essencial para manter uma alta taxa metabólica basal (TMB). Exemplos de fontes de proteína magra incluem peito de frango, peru, ovos, peixe, tofu e legumes.

Gorduras saudáveis: Apesar da crença comum de que as gorduras atrapalham o metabolismo, as gorduras saudáveis são cruciais para a produção de energia e regulação hormonal. Os ácidos graxos ômega-3, encontrados em peixes gordurosos como salmão e cavala, bem como sementes de chia e linhaça, desempenham um papel significativo na redução da inflamação e no suporte às funções metabólicas. Além disso, as gorduras monoinsaturadas, presentes no azeite de oliva, abacates e nozes, podem melhorar a saúde cardíaca e o desempenho metabólico.

Carboidratos complexos:
Em contraste com carboidratos simples que levam a flutuações rápidas no açúcar no sangue, carboidratos complexos oferecem uma liberação gradual e consistente de energia, ajudando a manter um metabolismo ativo ao longo do dia. Alimentos como grãos integrais, aveia, quinoa, batata-doce e vários vegetais são ricos em fibras, o que auxilia na digestão e promove uma sensação de saciedade. Além disso, as fibras desempenham um papel crucial na regulação dos níveis de açúcar no sangue, prevenindo quedas de energia que podem prejudicar a função metabólica.

Uma dieta abundante nesses alimentos ricos em nutrientes reforça os processos metabólicos do corpo ao fornecer componentes essenciais para a produção de energia e preservar a massa muscular. Ao focar em alimentos integrais e não processados, você pode otimizar seu metabolismo e desfrutar de níveis de energia sustentados o dia todo.

• **Efeito Térmico Dos Alimentos**

Como a digestão aumenta o gasto energético

TEF ou impacto térmico das refeições é a quantidade de energia utilizada pelo seu corpo na digestão, absorção e alteração de todos os nutrientes encontrados no que você come. O TEF varia com base no tipo de alimento, com a proteína exibindo o maior efeito térmico, seguido por carboidratos e gorduras.

Proteína: O corpo gasta uma quantidade considerável de energia para quebrar proteínas em aminoácidos, que são essenciais para o reparo muscular e várias funções corporais. Esse processo eleva o gasto calórico, tornando as dietas ricas em proteínas uma escolha popular para aqueles que buscam melhorar seu metabolismo e preservar a massa muscular magra. O TEF para proteína pode variar de 20% a 30% do total de calorias consumidas.

Carboidratos: Carboidratos complexos, especialmente, demandam mais energia para digestão em comparação aos açúcares simples devido ao seu conteúdo de fibras. O TEF para carboidratos geralmente fica entre 5% e 10% das calorias consumidas.

Gorduras: No entanto, as gorduras são necessárias para uma boa saúde, mas têm menos efeito térmico em comparação com proteínas e carboidratos. O efeito térmico dos alimentos (TEF) para gorduras geralmente varia de 0-3% das calorias consumidas, tornando-as o macronutriente menos exigente metabolicamente.

Embora o TEF seja responsável por apenas uma pequena porção do gasto calórico diário (aproximadamente 10% do uso total de energia), alimentos com um efeito térmico maior, como proteínas magras e carboidratos complexos fibrosos, podem fornecer um leve, mas perceptível, impulso ao seu metabolismo. Ao incorporar esses tipos de alimentos em suas refeições diárias, você pode aumentar seu gasto energético geral e promover um processo metabólico mais eficiente.

• **Suplementos E Vitaminas:**

Nutrientes que apoiam um metabolismo saudável

Uma dieta bem equilibrada é essencial para manter um metabolismo saudável, mas certos suplementos e vitaminas podem melhorar ainda mais a função metabólica ao abordar deficiências nutricionais e dar suporte a processos corporais específicos. Aqui estão alguns nutrientes essenciais que contribuem para o metabolismo.

Vitaminas B: As vitaminas B (B1, B2, B3, B5, B6, B7, B9 e B12) são essenciais para transformar os alimentos que você consome em energia. Elas desempenham um papel no metabolismo de carboidratos, gorduras e proteínas. Níveis insuficientes de vitaminas B podem causar cansaço, preguiça e metabolismo lento em um indivíduo. Exemplos de alimentos que têm altos níveis de vitaminas B incluem vegetais de folhas verdes, ovos, laticínios, grãos integrais, bem como carne magra. Se você não toma vitamina B suficiente em sua dieta, é bom incluir um suplemento que melhore sua produção de energia.

Magnésio: Mais de trezentas reações enzimáticas ocorrem em nosso corpo com a ajuda do magnésio, mas a maioria delas está diretamente relacionada à produção de energia e aos processos metabólicos. Ao converter glicose em energia, o magnésio regula os níveis de açúcar no sangue e apoia as funções dos músculos. A baixa ingestão de magnésio resulta em fadiga e cãibras musculares. Para obter mais magnésio, você pode consumir alimentos como espinafre, amêndoas e chocolate amargo ou optar por suplementação.

Ácidos graxos ômega-3: Ômega 3, particularmente EPA e DHA encontrados no óleo de peixe, combatem a inflamação que pode afetar a taxa metabólica negativamente, contribuindo assim para taxas metabólicas adequadas ao longo do tempo. Ômega 3 também melhora o metabolismo da gordura junto com a sensibilidade à insulina; portanto, eles são um suplemento vital para sustentar uma taxa metabólica normal. Peixes gordurosos, nozes e sementes de linhaça servem como fontes de ômega 3, enquanto suplementos de óleo de peixe oferecem ácidos graxos ômega 3 adicionais.

Vitamina D: Estudos mostram que baixas quantidades dessa vitamina podem estar associadas ao ganho de peso e a um processo de metabolismo lento. Além disso, é um dos hormônios envolvidos na regulação do metabolismo, pois afeta a produção de insulina e também ajuda o corpo a quebrar a gordura. A melhor fonte de vitamina D vem do sol, mas durante os meses mais frios ou para aqueles que não se expõem o suficiente à luz solar; tomar suplementos ajudará a manter os níveis ideais.

Extrato de Chá Verde: No chá verde, há catecismos e cafeína. Esses dois elementos são conhecidos por aumentar a oxidação de gordura, aumentando assim as taxas metabólicas. De acordo com estudos de pesquisa; suplementos de extrato de chá verde também podem aumentar a queima de calorias e auxiliar na perda de peso porque estimulam a termogênese - a produção de calor dentro do corpo humano que queima calorias.

Embora os suplementos possam ajudar a manter a saúde metabólica, é essencial observar que eles não substituem a dieta correta rica em nutrientes e um estilo de vida saudável. Isso significa que você deve falar com seu médico antes de começar qualquer tipo de regime de suplemento para entender se ele é adequado para suas necessidades específicas.

• **Horário Das Refeições E Metabolismo**

Os efeitos do jejum intermitente, refeições frequentes e ritmos circadianos

As sequências em que comemos podem influenciar muito as taxas metabólicas e os níveis de energia do nosso corpo. A estimativa do corpo de como o alimento é digerido e a energia usada pode depender dos tipos de padrões de refeição escolhidos por um indivíduo, seja jejum irregular ou taxas de consumo repetidas.

Jejum intermitente:
Essa prática alimentar envolve períodos alternados de alimentação com períodos sem alimentação. Jejuar intermitentemente por 16 horas enquanto se permite comer nas próximas oito horas é uma moda passageira comum. Outras formas incluem 5:2, em que se come normalmente por cinco dias antes de reduzir o consumo de calorias em dois dias. De acordo com vários estudos, o IF ajuda na sensibilidade à insulina, aumenta a taxa de redução de gordura e estimula a recuperação celular por meio do mecanismo de autofagia (autodigestão). Durante o IF, pode-se aumentar o controle do metabolismo e facilitar a queima

de gordura sem perder massa muscular, dando ao corpo longos intervalos para alimentação.

Aumento da frequência das refeições:

Uma alternativa para melhorar o metabolismo é por meio da alimentação com refeições menores divididas em intervalos regulares durante o dia. Idealmente, com essa abordagem, o consumo a cada três ou quatro horas seria o ideal, porque então as chances são de que isso evitará a queda do açúcar no sangue, mantendo-os sempre energizados. Torna-se muito útil para aqueles cujo nível de atividade exige muita energia ou que querem evitar grandes quantidades de alimentos quando ingerem grandes porções. Ainda há controvérsia sobre o efeito na taxa metabólica em relação às refeições frequentes; no entanto, o elemento mais significativo é sempre a qualidade e a composição dos alimentos.

Ritmos circadianos:

O metabolismo é uma das coisas que são reguladas pelo ritmo circadiano, que é um relógio interno presente em todo corpo humano. Por esta razão, as pessoas devem comer de acordo com seu ciclo natural dia-noite, também conhecido como ciclo diurno, o que implica durante as horas do dia, quando os processos de digestãoocorrer de forma otimizada levando assim a melhores resultados de saúde por meio do metabolismo otimizado não significa apenas converter alimentos em energia, mas também significa manter todas as funções normais dentro do corpo, incluindo mecanismos de crescimento e reparo. De acordo com as descobertas do estudo tarde da noite. Comer lanches interfere em algumas atividades metabólicas, resultando em ganho de peso excessivo ou má gestão de energia dentro do sistema humano. Portanto, se você deseja que sua dieta melhore as taxas metabólicas, você deve ter a maior parte de sua ingestão de calorias em horários mais cedo durante o dia, quando o corpo pode metabolizar os alimentos muito mais rápido do que em qualquer outro momento.

Resumo

Fazer escolhas informadas de estilo de vida que apoiem a produção de energia sustentada é a chave para otimizar seu metabolismo, não apenas a genética. Ao consolidar variedades de alimentos ricos em suplementos que ajudam na digestão, entender como a assimilação aumenta o consumo de energia e utilizar aprimoramentos e nutrientes para preencher buracos nutritivos, você pode dar à sua digestão a ajuda necessária para funcionar em seu ideal.

Além disso, explorar diferentes caminhos em relação aos procedimentos de horário do jantar, por exemplo, jejum irregular ou comer em um estado de harmonia com seus ritmos circadianos pode, adicionalmente, melhorar o bem-estar metabólico e desenvolver ainda mais sua prosperidade geral. Com a metodologia certa, você pode lidar com a força de sua digestão para obter energia e imperatividade duradouras.

Capítulo 4

A Conexão Entre Exercício E Metabolismo

A relação entre exercício e metabolismo

Exercise se destaca como um dos métodos mais poderosos para impactar o metabolismo e aumentar o gasto energético geral. Quando você se envolve em atividade física, seu corpo não só queima calorias durante o treino, mas também desfruta de um aumento metabólico que dura muito além da sessão.

• Como A Atividade Física Influencia A Taxa Metabólica

Obter insights sobre como o exercício interage com o metabolismo pode capacitá-lo a fazer melhores escolhas em relação aos tipos de atividades que otimizarão seu gasto energético, auxiliarão na perda de gordura e promoverão o desenvolvimento de músculos magros. Nesta seção, examinaremos como várias formas de exercício — tanto aeróbico quanto anaeróbico — afetam o metabolismo, juntamente com os papéis do treinamento de força, do Treinamento Intervalado de Alta Intensidade (HIIT) e da recuperação pós-exercício no suporte à saúde metabólica.

Exercício aeróbico:
Atividades aeróbicas, incluindo corrida, natação, ciclismo e caminhada, usam principalmente oxigênio para gerar energia. Esses exercícios são caracterizados por movimentos sustentados de menor intensidade que podem ser realizados por períodos mais longos. Praticar exercícios aeróbicos aumenta a resistência cardiovascular e é eficaz para queimar calorias durante a sessão. No entanto, o aumento metabólico tende a ser temporário

quando a atividade termina. As vantagens dos exercícios aeróbicos abrangem melhora da função cardíaca e pulmonar, aumento da oxidação de gordura e queima geral de calorias, mas o aumento a longo prazo na taxa metabólica basal (TMB) não é tão pronunciado quanto o observado com exercícios anaeróbicos.

Exercício anaeróbico:
Exercícios anaeróbicos, incluindo levantamento de peso, corrida e treinamento intervalado de alta intensidade (HIIT), utilizam energia armazenada nos músculos, como glicogênio, e não precisam de oxigênio durante a atividade. Esses treinos são breves, mas intensos, levando o corpo a recorrer às suas reservas rápidas de energia. O exercício anaeróbico é conhecido por causar microfissuras nas fibras musculares, que requerem energia para reparo e reconstrução após a sessão, melhorando assim o metabolismo mesmo durante a recuperação. Essa forma de exercício influencia significativamente o metabolismo de longo prazo ao promover o crescimento muscular, pois o tecido muscular queima mais calorias em repouso do que o tecido adiposo.

Exercícios aeróbicos e anaeróbicos desempenham um papel crucial na saúde metabólica; no entanto, os exercícios anaeróbicos se destacam por sua capacidade de fornecer vantagens metabólicas duradouras. Eles melhoram o crescimento muscular e aumentam o gasto calórico mesmo após o término do treino.

• Treinamento De Força E Massa Muscular

Construindo músculos magros para um aumento metabólico de longo prazo

O treinamento de força, muitas vezes chamado de treinamento de resistência, é um dos métodos mais eficazes para melhorar o metabolismo ao longo do tempo. Ao aumentar a massa muscular magra, você eleva a taxa metabólica de repouso (RMR) do seu corpo, permitindo que você queime mais calorias mesmo em repouso. O tecido muscular é metabolicamente ativo, o que significa que ele requer mais energia para se sustentar do que a gordura. Portanto, quanto mais músculos você desenvolve, mais calorias seu corpo gasta enquanto não está se exercitando.

Desenvolvendo músculos magros:
Quando você participa de atividades de treinamento de força — como levantar pesos, fazer exercícios de peso corporal (como agachamentos, flexões ou estocadas) ou utilizar faixas de resistência, seus músculos sofrem estresse que leva a pequenas rupturas nas fibras musculares. O corpo repara essas rupturas criando fibras musculares novas e

mais fortes, um processo que demanda energia e aumenta sua taxa metabólica. À medida que você aumenta sua massa muscular, seu corpo se torna mais eficiente na queima de calorias, auxiliando no controle de peso e na perda de gordura.

O papel do músculo no metabolismo:
O tecido muscular queima aproximadamente três vezes mais calorias do que o tecido adiposo. Isso significa que, ao aumentar sua massa muscular magra por meio de treinamento de força regular, você pode elevar significativamente sua taxa metabólica basal (TMB), permitindo que seu corpo queime mais calorias ao longo do dia. Com o tempo, isso leva a uma melhor composição corporal, maior gasto de energia e gerenciamento de peso mais fácil.
O treinamento de força oferece benefícios metabólicos além da queima de calorias durante o treino. Ele ajuda a manter a massa muscular magra conforme você envelhece, o que é importante porque o músculo diminui naturalmente com a idade, levando a um metabolismo mais lento. Ao incorporar o treinamento de força regular à sua rotina de exercícios, você pode neutralizar esse declínio natural e manter um metabolismo mais saudável e ativo conforme você envelhece.

• HIIT (Treinamento Intervalado De Alta Intensidade)

Os benefícios de curtos períodos de exercícios intensos para o metabolismo

O Treinamento Intervalado de Alta Intensidade (HIIT) é uma forma de exercício caracterizada por explosões curtas e intensas de atividade seguidas por breves descansos ou intervalos de menor intensidade. Este método de treinamento é particularmente eficaz para melhorar o metabolismo, pois desafia o corpo aos seus limites, exigindo um gasto substancial de energia em um período de tempo condensado. O HIIT envolve sistemas de energia aeróbicos e anaeróbicos, proporcionando vantagens metabólicas semelhantes às obtidas com o treinamento de resistência e força.

Como o HIIT melhora o metabolismo:
Durante uma sessão de HIIT, o corpo gasta um número considerável de calorias rapidamente, mas os verdadeiros benefícios metabólicos continuam mesmo após o término do treino. Essa ocorrência, denominada consumo excessivo de oxigênio pós-exercício (EPOC) ou

"efeito pós-queima", é caracterizada por uma taxa elevada de ingestão de oxigênio e queima de calorias que ocorre enquanto o corpo se recupera do esforço intenso. Isso indica que seu metabolismo permanece elevado e continua a queimar calorias por várias horas após o exercício, mesmo enquanto você está em repouso.

Eficiência de tempo:
Um grande benefício do HIIT é sua capacidade de fornecer vantagens metabólicas substanciais em um período de tempo mais curto em comparação aos exercícios aeróbicos convencionais de estado estacionário. Uma sessão típica de HIIT dura apenas 20-30 minutos, mas os intervalos intensos combinados com o efeito pós-queima o tornam excepcionalmente eficaz para impulsionar a saúde cardiovascular, promover a perda de gordura e melhorar o desempenho metabólico.

HIIT e perda de gordura:
O Treinamento Intervalado de Alta Intensidade (HIIT) é especialmente eficaz para perda de gordura devido à sua capacidade de aumentar o gasto calórico durante e após os treinos. Pesquisas indicam que o HIIT é mais eficaz do que exercícios contínuos de intensidade moderada na redução da gordura visceral, a

gordura prejudicial que envolve os órgãos internos. Além disso, o HIIT ajuda a manter a massa muscular, o que é essencial para um metabolismo saudável durante a perda de gordura.

Ao adicionar HIIT à sua rotina de exercícios algumas vezes por semana, você pode melhorar significativamente seu metabolismo e obter resultados mais rápidos em condicionamento físico, perda de gordura e gasto de energia.

• Consumo De Energia Pós-Exercício

Como o metabolismo continua a queimar calorias após um treino

Uma das vantagens frequentemente subestimadas do exercício é sua capacidade de aumentar o metabolismo mesmo após o treino ter sido concluído. Esse fenômeno de consumo de energia pós-exercício é normalmente chamado de efeito pós-queima. Após uma atividade física intensa, o corpo precisa de energia adicional para reparar os músculos, repor as reservas de energia e restaurar o funcionamento normal. Durante essa fase de recuperação, seu metabolismo permanece elevado, permitindo que você continue queimando calorias em uma taxa maior.

EPOC (Excesso Pós-Exercício:
Consumo de oxigênio): Após um treino intenso, o corpo entra em um estado conhecido como consumo excessivo de oxigênio pós-exercício (EPOC), onde ele utiliza mais oxigênio para retornar ao seu estado basal. Energia adicional é necessária por esse processo, causando um aumento no nível de queima de calorias após a conclusão da sessão de treino. A intensidade do exercício se correlaciona diretamente com a

magnitude do efeito EPOC; treinos de alta intensidade, como HIIT, corrida e levantamento de peso pesado, normalmente produzem o efeito de queima posterior mais pronunciado.

Recuperação Metabólica:

Após o exercício, os músculos do corpo precisam de tempo para se reparar e reconstruir, um processo que pode levar várias horas ou até dias, dependendo da intensidade do treino. Essa recuperação demanda energia, o que mantém o metabolismo elevado, auxiliando na perda de gordura e no crescimento muscular. Após o efeito de queima, a captação excessiva de oxigênio pós-exercício (EPOC) pode durar cerca de 24 a 48 horas após o exercício, com sua duração e intensidade como determinantes.

Recuperação de equilíbrio:

Embora o efeito pós-queima seja uma maneira eficaz de aumentar o metabolismo, é essencial equilibrar treinos de alta intensidade com recuperação adequada. O overtraining sem descanso suficiente pode resultar em esgotamento, fadiga e uma potencial diminuição na taxa metabólica. Para otimizar as vantagens metabólicas do exercício, minimizando o risco de lesões e fadiga, é vital priorizar o sono suficiente, nutrição adequada e métodos de recuperação ativa, como alongamento ou movimento leve.

Resumo

O exercício é uma das melhores maneiras de dar suporte à sua digestão e desenvolver ainda mais o consumo de energia em geral. Seja por meio de exercícios vigorosos que melhoram o bem-estar cardiovascular ou atividades anaeróbicas que formam massa magra, o trabalho ativo assume uma parte crítica no suporte à capacidade metabólica. A preparação de força, especificamente, oferece vantagens metabólicas de longo prazo ao expandir a massa e o consumo de calorias em repouso. O HIIT fornece um método produtivo de período para ajudar a digestão com o benefício adicional do impacto pós-queima, enquanto a utilização de energia pós-treino garante que seu corpo continue consumindo calorias bem depois que seu exercício terminar. Ao integrar diferentes atividades em sua prática diária e compensá-las com recuperação apropriada, você pode melhorar sua digestão e apreciar energia suportada ao longo do dia.

Capítulo 5

Sono, Estresse E Metabolismo

*E*delirando pela busca por saúde perfeita e energia sustentável, as pessoas dedicam importância à alimentação e exercícios quando, na verdade, os componentes frequentemente negligenciados são o sono e a pressão, que são os principais participantes dos processos metabólicos. Nossos corpos precisam de descanso suficiente e gerenciamento eficaz do estresse para operar em seu pico. Este capítulo se aprofundará na conexão entre sono, estresse e metabolismo, revelando como o sono inadequado e o estresse contínuo podem interferir nas funções metabólicas e contribuir para problemas de saúde de longo prazo. Além disso, abordaremos estratégias de atenção plena e relaxamento para reduzir o estresse, juntamente com conselhos práticos para melhorar a qualidade do sono e melhorar a eficiência metabólica.

• O Papel Do Sono Na Saúde Metabólica

Como o sono ruim pode atrapalhar o metabolismo e levar ao ganho de peso

O sono é um aspecto crucial da vida que impacta quase todos os sistemas corporais, incluindo o metabolismo. Durante o sono, o corpo se envolve em vários processos que facilitam a recuperação, o reparo e a regulação hormonal. Esta fase restauradora é essencial para a saúde metabólica; sono insuficiente ou de baixa qualidade pode prejudicar gravemente a capacidade do corpo de gerenciar energia e sustentar a função metabólica adequada.

Desequilíbrio hormonal:
A liberação hormonal que afeta consideravelmente o apetite e o metabolismo é regulada pelo sono. Tudo isso envolve dois hormônios principais chamados grelina e leptina. A grelina promove a fome, enquanto a leptina sinaliza saciedade, ajudando o corpo a equilibrar a ingestão de alimentos com o gasto de energia. Quando o sono é inadequado, os níveis de grelina aumentam e os de leptina caem, resultando em aumento do apetite e maior risco de comer demais, o que pode levar ao ganho de peso ao longo do tempo.

Sensibilidade à insulina:
O sono desempenha um papel vital na influência da sensibilidade à insulina. A insulina é o hormônio que auxilia na regulação dos níveis de açúcar no sangue e ajuda as células a armazenar glicose para energia. O sono insuficiente tem sido associado à resistência à insulina, uma condição na qual as células do corpo se tornam menos responsivas à insulina, resultando em níveis mais altos de açúcar no sangue. Essa resistência pode ser um precursor de distúrbios metabólicos como diabetes tipo 2 e também pode contribuir para o ganho de peso, especialmente na área abdominal.

Desaceleração metabólica:
Pesquisas indicam que a falta de sono pode diminuir a taxa metabólica do corpo, tornando mais desafiador queimar calorias de forma eficaz. Quando privado de sono, o corpo tende a conservar energia reduzindo o gasto calórico geral, o que pode impedir os esforços de perda de peso e levar ao acúmulo de gordura ao longo do tempo.

• Estresse E Cortisol

Como o estresse crônico afeta a função metabólica

O estresse é um fator importante que pode impactar significativamente a saúde metabólica. Quando o corpo passa por estresse, ele ativa o sistema nervoso simpático e libera hormônios do estresse, sendo o cortisol o mais proeminente. Enquanto o cortisol desempenha um papel crucial no gerenciamento do estresse de curto prazo e ajuda o corpo a enfrentar desafios imediatos, o estresse prolongado pode levar a níveis persistentemente altos de cortisol, o que pode afetar negativamente o metabolismo.

Cortisol e armazenamento de gordura: Uma das principais maneiras pelas quais o cortisol influencia o metabolismo é encorajando o armazenamento de gordura, particularmente na área abdominal. Isso ocorre porque o cortisol estimula o corpo a reter reservas de energia em antecipação a uma resposta prolongada ao estresse. Níveis elevados de cortisol estão associados a um aumento na gordura visceral, o que não apenas altera a aparência física, mas também aumenta o risco de distúrbios metabólicos, incluindo doenças cardiovasculares e resistência à insulina.

Desequilíbrio de açúcar no sangue:

O estresse crônico pode resultar em aumento dos níveis de açúcar no sangue. Durante a resposta de luta ou fuga, o cortisol eleva o açúcar no sangue para fornecer uma fonte rápida de energia para o corpo em reação a ameaças percebidas. No entanto, quando o estresse persiste, esse aumento contínuo no açúcar no sangue pode levar à resistência à insulina e interromper o sistema metabólico, tornando mais difícil para o corpo gerenciar a energia de forma eficaz.

Impacto no apetite e nos desejos:

Períodos prolongados de estresse geralmente levam à alimentação emocional, pois o corpo busca fontes rápidas de energia, como alimentos ricos em açúcar e gordura. O cortisol aumenta a produção do neuropeptídeo Y, uma substância que aumenta os desejos por alimentos ricos em calorias, o que pode resultar em alimentação excessiva e potencial ganho de peso. Essa relação doentia com a comida pode comprometer ainda mais a saúde metabólica, principalmente quando o estresse se torna crônico.

• Técnicas De Atenção Plena E Relaxamento

Estratégias para reduzir o estresse e melhorar a saúde metabólica

O estresse crônico pode ter efeitos nocivos no metabolismo, tornando crucial encontrar estratégias eficazes de gerenciamento do estresse para dar suporte à saúde metabólica. Técnicas de atenção plena e relaxamento fornecem abordagens práticas e apoiadas por pesquisas para aliviar o estresse e melhorar o bem-estar geral.

Meditação Mindfulness:
Esta prática se concentra em estar presente no momento, cultivando a consciência de pensamentos, emoções e sensações físicas sem julgamento. Pesquisas indicam que a meditação mindfulness pode reduzir os níveis de cortisol e outros hormônios do estresse, ajudando o corpo a atingir um estado mais relaxado. Ao mitigar o estresse, a atenção plena pode auxiliar na regulação do apetite, aumentar a sensibilidade à insulina e melhorar a função metabólica geral.

Exercícios de respiração:
Técnicas como respiração diafragmática e respiração em caixa estimulam o sistema nervoso parassimpático, que governa o descanso e o relaxamento. Esses exercícios ajudam a diminuir a frequência cardíaca, diminuem os níveis de cortisol e promovem uma sensação de calma, mitigando efetivamente o impacto do estresse crônico no metabolismo.

Relaxamento muscular progressivo:
Este método envolve tensionar sistematicamente e depois relaxar cada grupo muscular, começando pelos pés e progredindo para a cabeça. Ao se concentrar nos sentimentos de tensão e relaxamento, esta prática auxilia no alívio do estresse físico e mental, levando à redução da produção de cortisol e à melhora da saúde metabólica ao longo do tempo.

• Higiene Do Sono Para Uma Saúde Ideal

Dicas para melhorar a qualidade do sono e a eficiência metabólica

Melhorar a qualidade do sono é uma das estratégias mais eficazes para apoiar um metabolismo saudável. Os modos de vida que facilitam para alguém ter um sono confortável e ininterrupto são conhecidos como boa higiene do sono. Aqui estão algumas sugestões para melhorar a qualidade do sono e a eficiência metabólica:

Crie um cronograma de sono:
Ir para a cama e acordar no mesmo horário todos os dias ajuda a regular o relógio interno do seu corpo ou ritmo circadiano. Essa regularidade permite que seu corpo antecipe a liberação de hormônios que promovem o sono, como a melatonina, tornando mais fácil adormecer e manter o sono durante a noite.

Estabeleça uma atmosfera de sono tranquila: Transforme seu quarto em um santuário sereno e aconchegante para dormir.

Certifique-se de que a luz esteja apagada, não haja barulho e que o quarto esteja bem frio para que você consiga dormir bem. Você pode querer usar cortinas blackout, máquinas de ruído branco ou protetores de ouvido para melhorar o ambiente calmante.

Reduza a exposição à tela antes de dormir:
A luz azul de dispositivos como telefones, tablets e computadores pode interromper a produção de melatonina, dificultando o sono. Para que seu corpo relaxe e se prepare para dormir, tente não usar o celular ou assistir a filmes por pelo menos uma hora antes de ir para a cama.

Evite tomar cafeína e refeições pesadas durante a noite:
Cafeína estimula o corpo e permanece nos sistemas corporais por horas, evitando que você adormeça. Além disso, consumir refeições grandes logo antes de dormir pode causar desconforto e interferir no seu sono. Para promover um melhor descanso, tente eliminar a cafeína no final da tarde e à noite, e tente fazer sua última refeição algumas horas antes de ir para a cama.

Integrar técnicas de relaxamento:
Engajar-se em métodos de relaxamento como respiração profunda, meditação ou alongamento suave antes de dormir pode ajudar a sinalizar ao seu corpo que é hora de relaxar e se preparar para o descanso. Essas técnicas podem aliviar o estresse e promover uma sensação de tranquilidade, tornando mais fácil adormecer e manter o sono durante a noite.

Resumo

Sono e estresse são partes básicas do bem-estar metabólico. Infelizmente, o sono pode perturbar o equilíbrio químico, levar ao ganho de peso e dificultar a capacidade do corpo de controlar a glicose, enquanto a pressão contínua pode aumentar os níveis de cortisol e promover o armazenamento de gordura. Ao se concentrar no descanso tranquilo e ensaiar estratégias de cuidado e relaxamento para supervisionar a pressão, você pode manter uma digestão sólida, atualizar os níveis de energia e trabalhar na prosperidade geral.

Capítulo 6

Hormônios E Metabolismo

*E*Os hormônios são essenciais para o gerenciamento do metabolismo e da produção de energia no corpo.são capazesde mensageiros de substâncias, ajustando a admissão de energia, estocagem e uso. Cada produto químico conectado à digestão desempenha um papel inconfundível que influencia diferentes ciclos, incluindo consumo de gordura, controle de glicose e diretrizes de desejo. Nesta parte, veremos os produtos químicos essenciais que impactam o bem-estar metabólico, como produtos químicos da tireoide, insulina, leptina, grelina e produtos químicos adrenais. Adquirir conhecimento sobre o funcionamento desses produtos químicos é fundamental para melhorar a digestão e apoiar a prosperidade geral.

• Saúde Da Tireoide E Metabolismo

Como a tireoide regula os níveis de energia e o metabolismo

O Trabalho da Tireoide na Diretriz Energética
O órgão tireoidiano, organizado no pescoço, é um órgão básico na coordenação da absorção. Duas enormes substâncias sintéticas são transportadas por ele: tiroxina (T4) e triiodotironina (T3).

Uma pessoa pode ter níveis altos e baixos de uso e conservação de energia durante o funcionamento da tireoide.

Hipertireoidismo e hipotireoidismo:

Problemas da tireoide podem interferir muito no equilíbrio do metabolismo. O hipertireoidismo acontece quando a tireoide fica muito ativa e tem quantidades excessivas de hormônios, acelerando o metabolismo, levando a sintomas como perda rápida de peso, aumento da frequência cardíaca e ansiedade. Por outro lado, o hipotireoidismo ocorre quando há baixa atividade na glândula, levando a uma redução na taxa de metabolismo. Aqueles com hipotireoidismo frequentemente enfrentam efeitos colaterais como cansaço, ganho de peso e dificuldades para entrar em forma, enquanto seus corpos lutam para usar energia produtivamente.

Produtos químicos da tireoide e taxa metabólica basal (TMB):

Os produtos químicos da tireoide assumem um papel fundamental no gerenciamento da taxa metabólica basal (TMB), que aborda a energia esperada para o corpo desempenhar papéis fundamentais enquanto está muito parado. Graus elevados de produtos químicos da tireoide provocam uma TMB expandida, provocando um uso calórico mais notável. Curiosamente, níveis baixos desses produtos químicos levam a uma TMB diminuída, fazendo com que o corpo consuma menos calorias e acumule mais gordura. Portanto, é essencial manter o bem-estar da tireoide para garantir que o corpo transforme alimentos em energia com sucesso.

• Regulação Da Insulina E Do Açúcar No Sangue

O papel da insulina no armazenamento de energia e sua conexão com a saúde metabólica

A insulina, um hormônio produzido pelo pâncreas, é essencial para o nível de açúcar no sangue e controle do armazenamento de energia. Os alimentos são quebrados em glicose (açúcar), que entra na corrente sanguínea depois que comemos. Depois disso, a insulina é liberada para transportar a glicose dos vasos sanguíneos para as células, onde será usada como energia ou armazenada na forma de glicogênio para uso futuro.

Armazenamento de energia e acúmulo de gordura:O suprimento de glicose não é usado apenas imediatamente para energia, mas também sinaliza aos órgãos para armazenar o excesso como glicogênio no fígado e músculos por meio da insulina. Uma vez que os estoques de glicogênio estão saturados, o excesso de glicose é convertido e depositado como gordura dentro dos tecidos adiposos. Esse processo é importante para atingir o equilíbrio no gasto de energia; no entanto, quando a insulina falha, a resistência se instala, levando ao armazenamento de gordura.

Resistência à insulina:A resistência à insulina ocorre quando as células do corpo não respondem bem à insulina, resultando em níveis elevados de açúcar no sangue. Em resposta, o pâncreas liberaria mais quantidades do hormônio, levando a um acúmulo de grandes quantidades dele ao longo do tempo. Foi estabelecido que esse estado predispõe ao Diabetes Mellitus Tipo II, contribuindo adicionalmente para a Síndrome Metabólica – um conjunto de condições que aumentam as chances de doenças cardíacas, derrame ou outras patologias metabólicas. Isso tornou os impulsos que normalizam as funções corporais mais desafiadores para pessoas com esse distúrbio.

Insulina como hormônio:
A insulina é produzida pelo pâncreas. Esse hormônio desempenha um papel importante na regulação dos níveis de açúcar no sangue e no armazenamento de energia. Quando comemos alimentos, os carboidratos são quebrados em glicose (açúcar) e entram na corrente sanguínea após a ingestão. Então deve haver liberação de secreção de insulina, que ajuda a mover a glicose da corrente sanguínea para as células,

onde ela desempenha suas funções ou é salva como glicogênio para uso posterior.

Papel da insulina no armazenamento de energia e no aumento dos estoques de gordura:

A glicose não é usada apenas rapidamente para queimar necessidades, mas também informa alguns órgãos para reter o excesso de glicose no fígado ou músculos na forma de glicogênio por meio da insulina. O excesso de glicose será transformado em gorduras quando todos os estoques de glicogênio forem preenchidos e mantidos em várias camadas do corpo conhecidas como tecido adiposo. Todo esse procedimento é necessário para atingir o equilíbrio em termos de gasto de energia, no entanto? Quando há uma quebra no mecanismo da insulina, haverá resistência seguida pelo acúmulo de peso.

A resistência à insulina ocorre quando as células do corpo não respondem bem à insulina, resultando em níveis aumentados de glicose no sangue. Com o tempo, o pâncreas compensa produzindo mais insulina, o que pode levar a níveis cronicamente altos desse hormônio no seu corpo. Essa condição aumenta o risco de diabetes tipo 2; também pode contribuir para a síndrome metabólica (um conjunto de condições que aumentam o risco de doenças cardíacas, derrames e outros distúrbios metabólicos). Ela causa dificuldades para o corpo regular o funcionamento normal.

• Leptina E Grelina

Hormônios que controlam a fome e o equilíbrio energético

Leptina e grelina estão associadas ao equilíbrio energético de curto prazo. Em vez de suprimir o apetite, elas enviam sinais ao cérebro para controlar o apetite, a grelina promove a fome. Os níveis de grelina aumentam quando jejuamos e diminuem após o jantar.

Além de influenciar a ingestão de alimentos, descobriu-se que a grelina afeta outros aspectos do comportamento, como o processamento de recompensas e a motivação para a comida. Alguns estudos também mostraram que ela afeta a função cognitiva ao melhorar a retenção da memória.

A grelina também desempenha um papel importantena regulação da homeostase energética, estimulando a secreção do hormônio do crescimento e hormônios lisogênicos por meio de GHSRs (receptores secretagogos do hormônio do crescimento). No tecido adiposo, pode estimular a produção de células de gordura, enquanto no coração pode estimular o crescimento de células do músculo cardíaco.

Leptina vs Grelina:

A batalha pelo seu cérebro No entanto, a relação entre esses dois hormônios não é tão simples, pois há outros fatores envolvidos no controle do apetite, como o neuropeptídeo Y (NPY), a proteína relacionada à cutia (AGRP), as orexinas e a fisiologia do neurônio POMC, que contribuirão para seus efeitos na ingestão de alimentos, sendo a leptina mais eficaz que a grelina no combate à obesidade após a perda de peso, mas menos eficaz na prevenção do ganho de peso, tornando-os antagônicos entre si.

Por fim, não podemos esquecer do estresse que também desempenha seu papel aqui, especialmente o cortisol, que é conhecido por seu efeito anabólico nos tecidos, como síntese de proteínas ou síntese de glicogênio a partir de glicose ou ácidos graxos, dependendo do substrato disponível. Todas essas interações criam uma rede complexa onde a leptina comanda um sinal de "energia suficiente", enquanto a grelina envia um chamado para "começar a comer novamente". Esse conceito de dualidade deve nos permitir entender por que algumas pessoas comem menos durante o estresse e outras até comem mais quando percebem que qualquer pontada de fome se dissiparia com lanchinhos proporcionando conforto em tempos difíceis, em vez de esvaziar nossos estômagos.

• Função Adrenal

Como os hormônios supra-renais influenciam a taxa metabólica e a energia

Os órgãos supra-renais, situados no topo dos rins, produzem diferentes substâncias químicas que direcionam a digestão, a criação de energia e a reação do corpo ao impulso. A substância química adrenal mais proeminente nesse cenário é o cortisol, frequentemente aludido como a "substância química do estresse".

Cortisol e Processamento:
O cortisol é transportado devido à pressão e é uma parte crítica do processamento de coordenação. Ele ajuda o corpo a utilizar energia do amido, gordura e proteína. Quando há qualquer pressão, o cortisol aumenta as concentrações de glicose, incentivando a gliconeogênese, que é um método de geração de glicose a partir de materiais não carboidratos, como aminoácidos e lipídios. Isso dá ao corpo uma fonte rápida de energia para gerenciar dificuldades rápidas.

Pressão persistente e cortisol:
Enquanto expansões momentâneas no cortisol são benéficas para a criação de energia, a pressão contínua pode levar ao aumento tardio dos níveis de cortisol, o que pode influenciar negativamente a digestão. Níveis elevados de cortisol promovem o armazenamento de gordura, particularmente na área abdominal, e aumentam o risco de resistência à insulina e problemas metabólicos. A pressão constante também pode levar à indulgência, pois o cortisol anima os desejos por fontes de alimentos não saudáveis, doces e gordurosos.

Fraqueza Adrenal:
Quando os órgãos supra-renais estão exaustos por causa da pressão persistente, eles podem lutar para criar graus satisfatórios de cortisol, provocando uma condição conhecida como cansaço adrenal. Os efeitos colaterais do cansaço adrenal incorporam baixa energia, dificuldade de concentração e congestionamento metabólico, dificultando o consumo de calorias e a manutenção de um peso saudável.

Ajustando o cortisol para o bem-estar metabólico:
Controlar a pressão por meio de métodos de relaxamento, atividade física regular e repouso

regular pode ajudar a manter os níveis de cortisol sob controle, promover uma digestão saudável e prevenir os efeitos adversos do peso constante na capacidade metabólica.

O metabolismo é regulado por hormônios, que são cruciais na regulação do uso e armazenamento de energia pelo corpo. Cada hormônio desempenha uma função específica na manutenção da saúde metabólica, variando do controle da tireoide da taxa metabólica basal ao papel da insulina na regulação do açúcar no sangue. Uma melhor compreensão da leptina, grelina, cortisol e outros hormônios dá aos indivíduos uma visão sobre o controle do apetite, gasto de energia, bem como equilíbrio metabólico geral. Por meio de estilos de vida saudáveis, como uma boa dieta, gerenciamento do estresse e exercícios físicos, pode-se manter o equilíbrio hormonal, permitindo-lhes atingir o metabolismo ideal e prolongar suas vidas.

Resumo

Os hormônios são reguladores essenciais do metabolismo, influenciando como o corpo utiliza e armazena energia. Cada hormônio tem um papel distinto na manutenção da saúde metabólica, desde a regulação da taxa metabólica basal pela tireoide até a função da insulina no gerenciamento dos níveis de açúcar no sangue. Obter insights sobre os papéis de hormônios como leptina, grelina e cortisol nos ajuda a entender os sistemas intrincados que controlam o apetite, o gasto de energia e o equilíbrio metabólico geral. Ao atingir o equilíbrio hormonal por meio de escolhas de estilo de vida saudáveis — como nutrição balanceada, gerenciamento eficaz do estresse e atividade física consistente — os indivíduos podem melhorar seu metabolismo e promover o bem-estar a longo prazo.

Capítulo 7

Envelhecimento E Metabolismo

$\mathcal{UM}$À medida que envelhecemos, nossos corpos passam por diferentes mudanças, e uma das mais básicas é a maneira como nossa absorção muda. O processo pelo qual nossos corpos convertem alimentos em energia, que é essencial para manter funções corporais vitais como respiração, difusão e absorção, é conhecido como digestão. Com a idade, a viabilidade desses ciclos apodrecerá em geral, tornando mais difícil ficar ciente dos níveis de energia, massa e peso saudável. Para prevenir o ganho de peso indesejado e promover o bem-estar geral, é essencial compreender a relação entre digestão e envelhecimento. Esta parte explorará como o processamento muda com a idade, estruturas para manter uma assimilação saudável à medida que envelhecemos e dicas adequadas para impedir o ganho de peso relacionado à idade.

• Como O Metabolismo Muda Com A Idade

Por que a taxa metabólica diminui à medida que envelhecemos

À medida que envelhecemos, um dos desenvolvimentos mais notáveis é a diminuição consistente em nossa taxa metabólica basal (TMB), que é a quantidade de calorias que nossos corpos consomem excepcionalmente ainda. Essa diminuição na TMB é afetada por alguns componentes, lembrando mudanças para criação corporal, níveis de substância e planos de desenvolvimento.

Perda de massa muscular:
Um dos propósitos fundamentais por trás de umacada vez mais processamento lento com a idade é a falta de massa, uma colaboração conhecida como sarcopenia. O tecido muscular é mais único metabolicamente do que a gordura, o que significa que consome mais calorias, mesmo excepcionalmente ainda. À medida que envelhecemos, perderemos massa, principalmente se não estivermos participando de trabalhos de força padrão. Essa falta de massa diminui a utilização geral de energia do corpo, tornando mais claro o ganho de peso,

independentemente de os exemplos alimentares permanecerem inalterados ou não.

Alterações hormonais:

Mais uma variável-chave que contribui para a parada metabólica é o ajuste dos níveis de compostos. À medida que envelhecemos, a produção de compostos sintéticos explícitos, semelhantes à substância de melhoria e aos sintéticos sexuais (estrogênio e testosterona), diminui. Esses sintéticos aceitam grandes partes na coordenação da massa, dispersão de gordura e criação de energia. Níveis mais baixos dessas substâncias sintéticas podem provocar eventos sociais de gordura prolongados, particularmente em torno do distrito médio, e uma diminuição na viabilidade metabólica.

Atividade física reduzida:

À medida que as pessoas envelhecem, elas regularmente acabam se tornando menos genuinamente poderosas devido a vários fatores, incluindo problemas clínicos, níveis de energia diminuídos e mudanças no estilo de vida. Issoreduçãono desenvolvimento acrescenta ainda mais ao desastre muscular e a um processamento ainda mais lento. A letargia real pode, da mesma forma, estender a aposta de doenças metabólicas, por exemplo, diabetes tipo 2 e distúrbios cardiovasculares, que são mais dominantes em adultos mais preparados.

Resistência à insulina:
O desenvolvimento está, da mesma forma, associado a uma aposta estendida de resistência à insulina, uma condição em que os telefones do corpo se tornam menos abertos à insulina, o sintético responsável por supervisionar os níveis de glicose. O impedimento da insulina pode provocar níveis elevados de glicose e uma aposta estendida de ganho de peso e problemas metabólicos.

• Estratégias Para Manter Um Metabolismo Saudável No Envelhecimento

Dieta, exercícios e hábitos de vida para apoiar os níveis de energia e o bem-estar

Embora a podridão metabólica seja uma marca registrada do desenvolvimento, há algumas estruturas que podem ajudar a manter níveis fortes de processamento e patrocínio de energia à medida que nos tornamos mais estabelecidos. Uma parte das mudanças metabólicas relacionadas ao envelhecimento pode ser contrabalançada por meio de uma combinação de alimentação saudável, exercícios regulares e hábitos de vida saudáveis.

Planejamento de Força para Salvar Massa:
Uma das abordagens mais incríveis para acabar com a perda de massa relacionada à idade é por meio do planejamento de força ou exercícios de resistência. Participar de práticas que estruturam e mantêm a consciência muscular, como levantamento de peso, exercícios de peso corporal ou preparação com faixa de resistência, pode ajudar a proteger o tecido muscular e manter a absorção mais poderosa.

Construir massa em forma suporta o consumo de calorias, bem como cria força, compacidade e leva tudo em consideração.

Incorpore exercícios aeróbicos:
Para manter a saúde cardiovascular e auxiliar a digestão, combinar atividades que consomem oxigênio, como caminhar, andar de bicicleta, nadar ou se movimentar, é essencial no treinamento de força próximo. A atividade que consome oxigênio constrói a utilização de energia do corpo e coordena os níveis de glicose, reduzindo a aposta de dissuasão de insulina e doenças metabólicas.

Coma uma dieta balanceada e rica em alimentos ricos em nutrientes: À medida que envelhecemos, apoiar a digestão requer uma dieta regular. Concentre-se em consumir uma variedade de fontes alimentares ricas em suplementos, como grãos integrais, gorduras saudáveis, proteínas magras e vários produtos do solo.

Proteína
A proteína é particularmente importante para economizar massa e dar suporte à capacidade metabólica. Para reduzir a probabilidade de

excessos, contar alimentos ricos em proteína como peixe, aves, ovos, vegetais e proteínas vegetais em cada refeição pode ajudar a prevenir danos musculares e aumentar a saciedade.

Alimentos ricos em fibras

Alimentos ricos em fibras, como grãos integrais, vegetais e verduras, promovem a saúde relacionada ao estômago e ajudam a regular os níveis de glicose, o que é particularmente importante porque a capacidade de resposta à insulina diminui com a idade.

Mantenha-se hidratado:

Secar pode diminuir o processamento, pois o corpo requer água agradável para realmente gerenciar calorias e concluir tarefas metabólicas. Beber muita água ao longo do dia fica ciente dos ciclos metabólicos e impede a exaustão boba.

Priorize o sono:

A qualidade lamentável do descanso está associada a um processamento ainda mais lento e a um perigo prolongado de ganho de peso. Para adultos mais velhos, é vital prestar atenção à boa higiene à noite para que possam ter um sono tranquilo. Incríveis tendências ao descanso, por exemplo, manter um plano de descanso antecipado, estabelecer um ambiente de descanso agradável e diminuir a receptividade às telas antes de dormir, podem ajudar a apoiar a prosperidade metabólica.

Gerenciar o estresse:
A pressão progressiva provoca níveis elevados de cortisol, a substância de pressão do corpo, que pode perturbar a absorção e levar ao ganho de peso, especialmente em torno da região média. Direcionar a tensão por meio de práticas como reflexão, exercícios respiratórios significativos, ioga e cuidados pode ajudar a manter-se ciente do equilíbrio hormonal e da capacidade metabólica.

• Prevenção Do Ganho De Peso Relacionado À Idade

Dicas práticas para equilibrar o metabolismo e manter a saúde ao longo das décadas

Prevenir o ganho de peso se torna mais desafiador à medida que envelhecemos, mas não é inevitável. Com alguns ajustes conscientes na dieta, exercícios e hábitos diários, é possível manter um peso saudável e evitar a desaceleração metabólica frequentemente associada ao envelhecimento.

Ajuste a ingestão calórica para corresponder ao metabolismo: Como o metabolismo naturalmente desacelera com a idade, pode ser necessário ajustar a ingestão calórica para evitar ganho de peso. Isso não significa cortar calorias drasticamente, mas sim focar no controle das porções e escolher alimentos mais densos em nutrientes e com menos calorias. Reduzir a ingestão de alimentos processados e ricos em açúcar pode ajudar a prevenir o acúmulo desnecessário de gordura.

Coma refeições menores e mais frequentes:
Comer refeições menores e balanceadas ao longo do dia pode ajudar a regular os níveis de açúcar no sangue e manter os níveis de energia estáveis. Alguns estudos sugerem que esse padrão alimentar pode evitar comer demais e dar suporte a uma melhor eficiência metabólica, embora as respostas individuais possam variar.

Mantenha-se ativo durante o dia:
Mesmo que exercícios formais façam parte da sua rotina, é importante permanecer ativo durante o dia. Pequenas mudanças como ficar de pé em vez de sentado, fazer caminhadas curtas ou alongar-se periodicamente podem ajudar a aumentar o metabolismo e prevenir os efeitos negativos da inatividade prolongada.

Monitore a saúde hormonal:
Como os hormônios desempenham um papel significativo no metabolismo, pode ser útil monitorar regularmente a função da tireoide, a sensibilidade à insulina e os níveis de hormônios sexuais por meio de exames médicos. Lidar com quaisquer desequilíbrios hormonais pode fazer uma grande diferença na manutenção de um metabolismo saudável.

Considere o Jejum Intermitente:

O jejum intermitente, em que a alimentação é restrita a janelas de tempo específicas, ganhou popularidade como uma forma de melhorar a saúde metabólica e dar suporte ao controle de peso. Para algumas pessoas, o jejum intermitente pode ajudar a regular os níveis de insulina e promover a queima de gordura, mas é importante abordar essa estratégia com cautela, especialmente para adultos mais velhos, e consultar um profissional de saúde, se necessário.

Resumo

O envelhecimento e o metabolismo estão intrinsecamente ligados, pois a diminuição natural da taxa metabólica pode tornar desafiador sustentar os níveis de energia, preservar a massa muscular e manter um peso saudável. No entanto, esse declínio não é permanente. Ao integrar o treinamento de força, praticar exercícios aeróbicos regularmente e seguir uma dieta balanceada rica em proteínas e alimentos ricos em nutrientes, podemos promover nossa saúde metabólica à medida que envelhecemos. Além disso, controlar o estresse, priorizar o sono de qualidade e permanecer ativo durante o dia pode ajudar a neutralizar a desaceleração metabólica que geralmente acompanha o envelhecimento. Com escolhas de estilo de vida intencionais, é possível obter energia duradoura, prevenir o ganho de peso e melhorar o bem-estar geral à medida que envelhecemos.

Capítulo 8

Condições E Distúrbios Metabólicos

*E*A digestão é o ciclo pelo qual nossos corpos convertem alimentos em energia para capacidades fundamentais, da respiração à correção celular. Não obstante, diferentes circunstâncias e problemas metabólicos podem interromper esse ciclo, provocando desafios críticos de bem-estar. Problemas metabólicos frequentemente surgem quando o corpo não consegue manter seu equilíbrio metabólico geralmente esperado, seja por causa de variáveis hereditárias, natureza química estranha ou impactos no estilo de vida. Esta parte investiga algumas circunstâncias metabólicas normais, incluindo hipotireoidismo, hipertireoidismo, diabetes e condição metabólica, juntamente com abordagens para cuidar dessas questões por meio de mudanças no estilo de vida e mediações clínicas.

• Hipotireoidismo E Hipertireoidismo

Como os desequilíbrios da tireoide afetam a energia e o metabolismo

O órgão tireoidiano assume um papel vital no gerenciamento da digestão, fornecendo substâncias químicas que controlam como o corpo utiliza energia. A glândula tireoide produz hormônios que regulam várias funções metabólicas no corpo. Uma tireoide com mau funcionamento resulta em um aumento ou diminuição no metabolismo corporal, causando diferentes níveis de energia, alterações de peso e até mesmo doenças.

Hipotireoidismo

Refere-se à subprodução desses hormônios, que pode levar a sintomas graves se não for tratada. Os produtos químicos criados fundamentalmente por esse órgão são T3 (triiodotironina) e T4 (tiroxina). Essas substâncias sintéticas correm o risco de controlar o uso de energia do corpo, e uma insuficiência pode diminuir a absorção. Os efeitos colaterais do hipotireoidismo incorporam fraqueza, ganho de peso, estreiteza mental, pele seca e sonolência. A condição é mais comum em mulheres e geralmente acontece com a idade.

O hipotireoidismo reduz a taxa metabólica, dificultando o consumo de calorias pelo corpo de forma eficiente. Isso pode levar a um ganho de peso inesperado, especialmente quando associado à diminuição dos níveis de energia e ao cansaço que frequentemente acompanham a condição.

O tratamento normalmente inclui tratamento de substituição química, onde produtos químicos tireoidianos fabricados (como levotiroxina) são recomendados para restabelecer a capacidade metabólica típica. Além de medicamentos, ajustes alimentares como refeições balanceadas, exercícios regulares e lidar com o estresse podem ajudar a anestesiar alguns efeitos do hipotireoidismo no metabolismo.

Hipertireoidismo:

Por outro lado, o hipertireoidismo é quando níveis excessivos de produtos químicos da tireoide são criados por um órgão tireoidiano hiperativo. Isso acelera os ciclos metabólicos, levando à redução inadvertida de peso, desejo expandido, apreensão, batimento cardíaco acelerado e intolerância à intensidade. A condição pode fazer o corpo consumir calorias a uma taxa excessivamente alta, mesmo muito parado.

A doença de Graves é a causa mais frequente de hipertireoidismo e ocorre devido à destruição autoimune da glândula tireoide, resultando na produção excessiva de hormônios.

O tratamento do hipertireoidismo pode incluir medicamentos antitireoidianos para diminuir a geração de hormônios, terapia com iodo radioativo para redução do tamanho da tireoide ou, às vezes, cirurgia para remover parte ou toda a porção da glândula em si. Uma determinação legítima e um plano de tratamento são fundamentais para restabelecer o equilíbrio metabólico e evitar mais inconvenientes.

• Diabetes E Síndrome Metabólica

A conexão entre o metabolismo e a regulação do açúcar no sangue

Diabetes e condições metabólicas são dois problemas metabólicos fortemente relacionados que afetam a capacidade do corpo de coordenar a glicose (glicose) e realmente ciclar energia.

Diabetes:

A diabetes é um problema metabólico diligente retratado por altos níveis de glicose. Os dois principais tipos de diabetes가Tipo 1 e Tipo 2가lembre-se das disfunções da insulina, um produto sintético transportado pelo pâncreas que controla a glicemia.

Diabetes tipo 1

O diabetes tipo 1 é uma condição estrutural resistente em que a estrutura protegida persegue as células produtoras de insulina no pâncreas, provocando a falta de criação de insulina. Pessoas com diabetes tipo 1 requerem misturas de insulina para controlar seus níveis de glicose e prevenir complicações.

Diabetes tipo 2

Quando o corpo se torna seguro para insulina, sugerindo que as células não respondem realmente à insulina e levando a níveis elevados de glicose, o diabetes tipo 2 se desenvolve. Ao longo de um longo período, isso pode prejudicar órgãos e tecidos, aumentando a aposta de doença coronária, desilusão renal e dor nos nervos. Peso, ociosidade e afinidades alimentares terríveis são fatores de aposta críticos para o diabetes tipo 2.

O controle do diabetes incorpora a verificação da glicose, tratamento com solução ou insulina e mudanças no estilo de vida. Um cronograma alimentar que destaque variedades de alimentos integrais, gorduras saudáveis, proteínas magras e carboidratos complexos pode ajudar a coordenar os níveis de glicose. O trabalho genuíno típico, que cria ainda mais a capacidade de resposta à insulina e suporta os líderes de peso, é similarmente uma parte fundamental do conselho do diabetes.

Síndrome metabólica:
A situação indica inúmeros gatilhos que intensificam as chances de adquirir diabetes, doenças cardíacas e derrames. Os cinco fatores de aposta essenciais para a condição metabólica incluem:

- Peso no estômago (excesso de gordura na região central)
- Hipertensão
- Aumento da glicemia em jejum
- Altos níveis de óleo gorduroso
- Níveis baixos de colesterol HDL (o colesterol "provável adição")

A condição metabólica é inequivocamente associada ao bloqueio de insulina e é habitualmente associada a um estilo de vida ocioso, não exatamente a uma rotina de alimentação celestial e excesso de peso. A condição pode geralmente influenciar a assimilação, provocando exaustão, inconveniência para entrar em forma e uma aposta estendida de doenças consistentes.

É aqui que você olha para sua condição de saúde; por exemplo, incluindo uma dieta rica em frutas e vegetais, cereais integrais e carnes magras que são amigáveis ao coração, acompanhadas de exercícios regulares para melhorar o funcionamento da insulina e manter o coração saudável ao mesmo tempo. Às vezes, é necessário tomar medicamentos que controlam os níveis de açúcar na pressão arterial ou até mesmo os níveis de colesterol.

• Abordando Distúrbios Metabólicos

Mudanças no estilo de vida, intervenções médicas e abordagens holísticas para o gerenciamento de condições metabólicas

Gerenciar condições metabólicas, portanto, necessariamente reunirá tratamento médico, alguma forma de modificação de estilo de vida e, às vezes, uma abordagem holística para restaurar o equilíbrio metabólico e melhorar a qualidade de vida. A seguir estão as principais abordagens para gerenciar condições metabólicas comuns:

Mediações Clínicas:
As mediações clínicas dependem da questão específica, desde o tratamento de substituição química em problemas de tireoide até o tratamento com insulina ou medicamentos que reduzem a glicose no diabetes e o conselho com prescrições que reduzem o colesterol ou o pulso em distúrbios metabólicos. Como regra geral, essas mediações clínicas tentam abordar a questão básica da quebra química ou potencialmente digestiva e prevenir seus emaranhados.

Mudança alimentar

A mudança alimentar é um sistema de administração bem-sucedido para problemas metabólicos. No hipotireoidismo, um regime alimentar razoável e nutritivo ajudará na administração de problemas em pacientes com hipotireoidismo e dará a eles medidas suficientes de iodo, selênio e zinco para ajudar a manter a capacidade da tireoide. Seja como for, no diabetes ou distúrbio metabólico, a admissão de açúcares manipulados e amidos refinados deve ser completamente diminuída, enquanto seu consumo de alimentos integrais ricos em fibras expandido para equilibrar o grau de açúcares no sangue e desenvolver ainda mais a capacidade de resposta à insulina.

Proteínas magras

Proteínas magras, proteínas vegetais, gorduras saudáveis (como peixes ricos em ômega 3 ou sementes de linhaça) e carboidratos complexos (como grãos integrais e leguminosas) fornecerão energia ao longo do tempo sem aumentar o nível de açúcar no sangue.

Prática e trabalho real:

O bem-estar metabólico é mantido pelo trabalho real comum. Em poucas palavras, todos devem se envolver em exercícios aeróbicos (caminhada rápida, ciclismo ou natação) e treinamento de força, que aumenta a taxa metabólica e constrói músculos. A atividade normal aumenta a capacidade de resposta à insulina, ajuda a manter os níveis de energia altos e melhora o peso do tabuleiro.

Gestão de peso:

Um peso apropriado é similarmente crítico para melhorar as funções metabólicas em indivíduos com diabetes, síndrome metabólica ou desequilíbrio da tireoide. Mudanças comportamentais e de estilo de vida, juntamente com controle de calorias e exercícios, podem impedir mais ganho e, assim, o equilíbrio metabólico pode ser mantido.

Gestão do Estresse:

O estresse crônico eleva os níveis de cortisol, que atua em taxas adversas na taxa metabólica, especialmente no hipotireoidismo e na síndrome metabólica. Exemplos de algumas práticas relaxantes incluem meditação, respiração profunda, yoga e atenção plena, todas as quais ajudam a diminuir o nível de estresse e melhorar o metabolismo em geral.

Abordagens holísticas:

Em alguns casos, um indivíduo pode buscar abordagens holísticas adicionais além de cuidados médicos, como acupuntura, tratamentos com ervas e suplementos alimentares. Algumas ervas foram estudadas que podem oferecer suporte à saúde metabólica em áreas específicas, como estresse e funções da tireoide, por exemplo, ashwagandha e ginseng. Qualquer tratamento alternativo, particularmente quando se tem um distúrbio metabólico, deve ser discutido primeiro com um profissional de saúde.

Resumo

Circunstâncias e problemas metabólicos, como hipotireoidismo, hipertireoidismo, diabetes e distúrbios metabólicos, podem afetar significativamente os níveis de energia, o peso e o bem-estar geral. A capacidade do corpo de processar energia de forma eficiente é interrompida por essas condições, o que pode resultar em sintomas como fadiga, ganho de peso ou perda de peso não intencional. Embora as intercessões clínicas sejam muitas vezes importantes para

Capítulo 9

Desintoxicando Seu Metabolismo

*EU*Hoje em dia, nossos corpos são continuamente expostos a venenos — compostos sintéticos e impurezas no clima, alimentos e, de fato, detalhes familiares. Enquanto nossos corpos estão preparados para lidar com um grau específico de venenos, a longo prazo, essas substâncias podem se acumular e perturbar diferentes ciclos, incluindo nossa digestão. Desintoxicar sua digestão não é apenas liberar a coleção de substâncias perigosas; está ligado ao suporte aos órgãos responsáveis pela desintoxicação e garantir que sua digestão siga conforme planejado e consumadamente. Vamos dar uma olhada em como os venenos afetam o metabolismo, quão importante é a saúde do fígado e do intestino e maneiras fáceis e naturais de ajudar a desintoxicar e manter o metabolismo saudável.

- # O Papel Das Toxinas Na Desaceleração Do Metabolismo

Como fatores ambientais afetam a saúde metabólica.

Os venenos do metabolismo podem dificultar a capacidade natural do corpo de produzir energia e controlar o peso, o que pode ter um impacto significativo na saúde metabólica. As fontes normais de venenos incorporam fungicidas, essência pesada, impurezas, compostos sintéticos manipulados e tipos de alimentos manipulados. Esses venenos podem totalizar nas células e guardanapos da taxa de músculo para gordura e, a longo prazo, podem gerar irritação, perturbar o equilíbrio químico e dificultar os ciclos metabólicos. É assim que os venenos atrasam a digestão.

Perturbação hormonal:
Certos venenos, conhecidos como disruptores endócrinos, enganam ou desaceleram a capacidade de produtos químicos como produtos químicos da tireoide, insulina e cortisol. Produtos químicos em alimentos não orgânicos, fungicidas e plásticos, por exemplo,

podem interromper a função da tireoide, resultando em um metabolismo mais lento e ganho de peso. Principalmente, os danos que afetam a insulina podem tornar mais difícil para o corpo supervisionar a glicose, aumentando os problemas metabólicos como diabetes e problemas metabólicos.

Inflamação:
Substâncias venenosas irritantes podem desencadear distúrbios persistentes, que impactam a assimilação ao mudar como o corpo processa energia. O distúrbio pode diminuir a capacidade do corpo de consumir gordura e controlar o peso. Pode, da mesma forma, causar resistência à insulina, onde as células se tornam menos responsivas à insulina, tornando mais difícil ficar apreensivo com situações de glicose sólida.

Estresse oxidativo:
A receptividade a substâncias venenosas naturais aumenta a pressão oxidativa, o que acontece quando há desajeito entre revolucionários livres (manchas temperamentais) e bastiões celulares no corpo. A pressão oxidativa prejudica células e guardanapos, desabilita a digestão e os animais de estimação para crescer.

Como os venenos são necessários, é delicado ficar longe deles completamente. No entanto, apoiar os tecidos de desintoxicação do corpo pode ajudar a limitar suas consequências para a digestão e geralmente é bom.

Como os venenos são inevitáveis, é difícil ficar longe deles. No entanto, apoiar as estruturas de desintoxicação do corpo pode ajudar a limitar suas consequências para a digestão e o bem-estar geral.

• Saúde Do Fígado E Intestino

Seu impacto no metabolismo e na desintoxicação

Bem-estar do fígado e do estômago: seu efeito na digestão e na desintoxicação

O fígado e o estômago são dois dos principais órgãos no que diz respeito à desintoxicação do corpo e à manutenção da digestão saudável. Ambos assumem papéis básicos no manuseio e na eliminação de venenos e, quando são capazes, idealmente, eles apoiam a criação proficiente de energia e o bem-estar metabólico.

Condição do fígado:

O fígado é o órgão fundamental de desintoxicação do corpo. Ele canaliza venenos do sangue, processa suplementos de alimentos e decompõe substâncias como bebidas alcoólicas, medicamentos e compostos sintéticos ecológicos. Um fígado saudável apoia a digestão ao transformar suplementos em energia utilizável, gerenciando glicose e separando gorduras. Em qualquer caso, quando o fígado está sobrecarregado com venenos, sua capacidade de desintoxicar e processar suplementos fica enfraquecida, o que pode prejudicar a capacidade de queimar calorias e levar ao cansaço, ganho de peso e outros problemas médicos.

Para ajudar a capacidade do fígado, é essencial comer um regime alimentar rico em suplementos e rico em reforços celulares, que auxiliam na eliminação de radicais livres e diminuem a pressão oxidativa. Fontes alimentares como vegetais crucíferos (brócolis, couve-flor e couve), vegetais mistos, beterrabas e frutas vermelhas são decisões magníficas. Além disso, beber muita água ajuda a eliminar venenos do fígado e auxilia na desintoxicação.

Saúde intestinal:
O estômago assume uma parte vital tanto no processamento quanto na desintoxicação. Um estômago saudável contém microrganismos benéficos (conhecidos como microbioma) que auxiliam na separação de venenos, incorporando nutrientes e na digestão direta. No momento em que o estômago está comprometido — por causa de uma rotina alimentar terrível, estresse ou venenos — ele pode levar a um distúrbio estomacal defeituoso, onde venenos e partículas de alimentos não digeridos passam pelo revestimento digestivo para o sistema circulatório. Isso pode desencadear irritação e perturbar os ciclos metabólicos.

Coma alimentos ricos em fibras, que auxiliam na digestão e na eliminação de resíduos, para manter a saúde intestinal. Iogurte, chucrute e kimchi são exemplos de alimentos fermentados que podem trazer bactérias boas para o intestino, e probióticos e prebióticos ajudam a manter um microbioma saudável.

Ao apoiar o bem-estar do fígado e do estômago, você cria áreas de força para uma desintoxicação e digestão mais desenvolvida. Esses órgãos são fundamentais para lidar com os suplementos que você consome e peneirar substâncias prejudiciais, garantindo que seu corpo trabalhe produtivamente e permaneça estimulado.

• **Estratégias Simples De Desintoxicação**

Maneiras seguras e eficazes de aumentar o metabolismo

Desintoxicar sua digestão não precisa de jejum ultrajante ou purificações confusas. Verdade seja dita, mudanças básicas no estilo de vida e mudanças na dieta podem normalmente sustentar os processos de desintoxicação do corpo e promover uma digestão saudável. Aqui estão algumas metodologias de desintoxicação protegidas e poderosas:

Hidrate-se bem:
Manter-se hidratado é uma das melhores maneiras de auxiliar na desintoxicação. A água ajuda a eliminar os danos do corpo através da urina e do suor. Tente beber algo como 8 a 10 copos de água por dia e considere adicionar limão à sua água para um aumento adicional de ácido L-ascórbico, que mantém a capacidade do fígado.

Coma alimentos inteiros:
Concentre-se em uma rotina alimentar rica em fontes de alimentos integrais e naturais. Gorduras saudáveis, grãos integrais, proteínas

magras, frutas e vegetais contêm nutrientes essenciais que auxiliam na saúde metabólica e na desintoxicação. Fique longe de variedades de alimentos manipulados, substâncias adicionadas falsas e açúcar, que podem causar problemas no fígado e aumentar a agravação.

Consolide fontes alimentares desintoxicantes:

Algumas fontes alimentares são especialmente bem-sucedidas em apoiar a desintoxicação. Por exemplo, a cúrcuma tem propriedades anti-inflamatórias potentes, enquanto o alho contém compostos de enxofre que apoiam a saúde do fígado. O chá verde é mais uma escolha brilhante, pois é rico em agentes de prevenção do câncer que apoiam os processos de desintoxicação do fígado.

Obtenha atividade habitual:

O trabalho ativo melhora o fluxo e auxilia o corpo a matar venenos através do suor. Além disso, a atividade normal mantém a digestão ao expandir o volume e desenvolver ainda mais a responsividade à insulina. Para aproveitar ao máximo seu exercício, tente fazer uma mistura de cardio (caminhada, corrida, natação) e treinamento de força.

Foco no descanso:
O descanso é fundamental para desintoxicar o cérebro e o corpo. Durante o descanso, o corpo conserta tecidos, processa desperdícios e direciona produtos químicos que controlam o desejo, a digestão e os níveis de energia. Vá para os longos períodos de ouro de descanso de valor todas as noites para ajudar no bem-estar geral e na desintoxicação.

Pratique o jejum intermitente:O jejum descontínuo inclui o ciclo entre os momentos de alimentação e jejum. O corpo tem a oportunidade e a força de vontade de se concentrar na desintoxicação e nas correções, em vez da absorção, quando faz dieta. O jejum intermitente demonstrou ajudar na redução de peso, diminuir a agravação e trabalhar no bem-estar metabólico.

Reduzir a exposição ao veneno ecológico:
Embora seja difícil matar todos os venenos da sua circunstância atual, você pode fazer o que for preciso para diminuir sua abertura. Utilize itens de limpeza regulares, canalize sua água e opte por variedades de alimentos naturais quando possível para limitar a admissão de pesticidas e compostos sintéticos.

Melhorias constantes:
Certos aprimoramentos podem ajudar na desintoxicação e na capacidade metabólica. Probióticos e fibras, por exemplo, apoiam a saúde intestinal, e o cardo-mariano é um suplemento herbal muito apreciado para a saúde do fígado. Não obstante, é vital conversar com um fornecedor de cuidados médicos antes de adicionar aprimoramentos à sua prática diária.

Resumo

Em vez de depender de desintoxicações extremas ou da moda, desintoxicar seu metabolismo apoia a capacidade natural do seu corpo de processar e eliminar toxinas. Ao focar no bem-estar do fígado e do estômago, comer variedades de alimentos integrais ricos em suplementos, permanecer hidratado e consolidar a atividade normal, você pode melhorar sua capacidade metabólica e manter altos níveis de energia. Uma digestão saudável é o caminho para a prosperidade a longo prazo e, com metodologias de desintoxicação diretas, você pode manter as estruturas de energia do seu corpo funcionando conforme o esperado.

Capítulo 10

Criando Um Estilo De Vida Que Otimiza O Metabolismo

UMccompletar e manter uma digestão saudável vai além de mudanças alimentares transitórias ou programas de exercícios. Está ligado a assumir propensões do dia a dia que apoiam incessantemente a criação de energia do seu corpo, supervisionam a pressão e se concentram na prosperidade geral. Um estilo de vida que melhora a digestão é abrangente, o que significa que inclui trabalho ativo e sustento, bem como os fatores psicológicos, próximos de casa e individuais que impactam seu bem-estar metabólico. Que tal investigarmos a importância dos programas diários, a associação psique-corpo e como personalizar sua metodologia para o bem-estar metabólico ideal?

• Hábitos Diários Para Um Metabolismo Saudável

A digestão não é apenas sobre a comida que comemos; é um ciclo desconcertante impactado por diferentes partes de nossas rotinas diárias. Propensões diretas, mas convincentes, podem manter sua digestão funcionando produtivamente, ajudando você a manter os níveis de energia; supervisionando o peso e apoiando o bem-estar a longo prazo.

1. **Nutrição adequada:**Uma rotina alimentar rica em fontes de alimentos integrais fornece os suplementos fundamentais que seu corpo precisa para abastecer a digestão. Concentre-se em incluir:

- **Proteínas Magras:**
Proteínas magras como frango, peixe, tofu e vegetais. Como a proteína faz uma diferença termodinâmica (TEF) maior em um alimento, seu corpo consumirá mais calorias ao processá-la.

- **Gorduras saudáveis:**

Abacates, azeite de oliva, nozes, sementes e outras gorduras saudáveis: esses fatos são cruciais para diretrizes químicas, incluindo aquelas que afetam a capacidade metabólica.

- **Carboidratos complexos:**

Carboidratos complexos de fontes como grãos integrais, produtos orgânicos e vegetais. Esses carboidratos fornecem energia consistente sem causar picos e quedas no açúcar no sangue, o que pode desacelerar o metabolismo.

2. **Mantenha-se hidratado:**

   A água é fundamental para todos os ciclos metabólicos. Manter-se hidratado auxilia na digestão, absorção de nutrientes e desintoxicação, e beber bastante água permite que seu corpo metabolize a gordura armazenada para obter energia. Beber água fria pode tentar melhorar sua digestão por um breve período, enquanto seu corpo tenta levar a água para o nível de calor interno.

3. **Coma todos os dias:**

   Pular festas pode colocar seu corpo em modo de preservação, diminuindo a digestão para economizar energia. Comer pouco, jantares ou lanches ajustados ao longo do dia mantém sua digestão dinâmica. O jejum descontínuo também pode ser um modelo alimentar útil para alguns, permitindo que o corpo alterne entre períodos de processamento e desintoxicação.

4. Exercite-se regularmente

Trabalho real previsível é uma das melhores maneiras de ajudar na digestão. Significa integrar uma mistura de:

- **Exercícios cardiovasculares:** Atividades cardiovasculares como caminhar, andar de bicicleta ou nadar, que aumentam o consumo de calorias durante e após o movimento.

- **Treinamento de força:** Praticar treinamento de força prepara seu corpo para o crescimento muscular e aumenta sua Taxa Metabólica Basal (TMB). O aumento da massa muscular leva a uma maior queima de calorias enquanto seu corpo está em repouso.

5. **Descanse o suficiente**: Um metabolismo mais lento tem sido associado a sono de má qualidade ou insuficiente. Durante o

descanso, seu corpo gerencia produtos químicos que impactam a fome, o uso de energia e o armazenamento de gordura. Não retenha nada de longos períodos de descanso valioso todas as noites para ajudar na capacidade metabólica ideal.

6. **Redução do estresse:**Pressão persistente provoca níveis elevados de cortisol, o que pode prejudicar a capacidade de queimar calorias e promover o armazenamento de gordura. Consolidar exercícios de redução de pressão como contemplação, respiração profunda ou ioga em sua rotina diária pode ajudar a manter o cortisol na linha e apoiar uma digestão saudável.

• Conexão Mente-Corpo

Como a saúde mental e emocional afeta o metabolismo

A associação cérebro-corpo assume uma parte enorme no bem-estar metabólico. A prosperidade próxima e mental influencia como seu corpo processa energia, armazena gordura e direciona os ciclos metabólicos.

Estresse e Cortisol:
A pressão constante aumenta a criação de cortisol, um produto químico que faz o corpo armazenar gordura, especialmente na região do estômago. Essa reação desempenha um papel crucial nos mecanismos de sobrevivência do corpo. Embora útil em perigos transitórios, a pressão de longo prazo pode desencadear destruição na digestão, diminuindo a criação de energia e causando oposição à insulina, levando ao ganho de peso e dificuldade para perder gordura.

Hábitos alimentares e saúde mental:
Nossos hábitos alimentares, que afetam diretamente o metabolismo, têm um impacto direto no bem-estar emocional. Comer profundamente frequentemente desencadeado

por pressão, tensão ou melancolia, pode levar ao consumo excessivo de fontes alimentares infelizes, influenciando negativamente a digestão. Por outro lado, o bem-estar positivo perto de casa sustenta uma alimentação cuidadosa, onde você está mais no topo dos desejos do seu corpo e dos prompts de conclusão, promovendo uma digestão razoável.

Raciocínio Positivo e Inspiração:
Seu ponto de vista psicológico impacta sua capacidade de manter um estilo de vida sólido propensões. Uma perspectiva positiva torna mais simples permanecer estimulado e firme com exercícios, boa dieta e estresse que o conselho pratica — tudo isso apoia o bem-estar metabólico.

Incentivar uma associação saudável entre cérebro e corpo por meio de práticas de cuidado, métodos de redução do estresse e cultivar a prosperidade pessoal pode resultar em uma digestão mais equilibrada e eficiente.

- # **Saúde Metabólica Personalizada**

Adaptando sua abordagem com base nas necessidades e objetivos metabólicos individuais

Não há dois indivíduos com taxas metabólicas indistinguíveis, e fatores como idade, orientação, qualidades hereditárias e estilo de vida assumem um papel em como suas capacidades de digestão. Para melhorar sua digestão para energia e prosperidade suportadas, adotar uma estratégia personalizada é fundamental.

1. **Entenda sua Taxa Metabólica Basal (TMB)**:
O número de calorias necessárias para que seu corpo execute funções fundamentais como respiração, circulação sanguínea e preservação da saúde celular é conhecido como seu BMR. Dependendo de sua fisiologia individual e nível de atividade, você pode consultar um profissional de saúde ou calcular seu BMR usando várias ferramentas online. Perceber seu BMR ajuda a adaptar sua admissão calórica às suas necessidades metabólicas, apoiando executivos de peso e energia com equilíbrio.

2. **Ajustes relacionados à idade**:
À medida que envelhecemos, a digestão normalmente desacelera devido à diminuição do volume e às mudanças hormonais. Isso pode ser combatido ajustando sua dieta e níveis de atividade para atender às necessidades mutáveis do seu corpo:

O treinamento de força é a melhor maneira de manter seu metabolismo forte e construir músculos.
Consolide fontes de alimentos ricos em suplementos, com menos calorias, mas ricos em nutrientes, minerais e fibras, para atender às suas necessidades alimentares sem exagerar.

3. **Equilíbrio hormonal:**
Os produtos químicos assumem um papel significativo na direção da digestão. Por exemplo, caracteres desiguais em produtos químicos da tireoide, insulina ou leptina (que controla a fome) podem retardar os ciclos metabólicos. Na remota hipótese de você suspeitar de desequilíbrio hormonal, trabalhar com um fornecedor de serviços médicos para testar e resolver esses problemas é fundamental para melhorar a digestão. Manter um equilíbrio hormonal saudável também

envolve reduzir o estresse, dormir o suficiente e ter uma dieta bem balanceada.

4. **Genética**:

Qualidades hereditárias podem impactar quão rápida ou gradualmente seu corpo utiliza os alimentos. Certos indivíduos normalmente têm sistemas de digestão mais rápidos, enquanto outros podem lutar com uma taxa mais lenta. Embora você não possa mudar suas qualidades, você pode melhorar sua digestão por meio de dieta, exercícios e mudanças no estilo de vida que funcionam com as propensões regulares do seu corpo.

5. **Nível de estilo de vida e atividade:**

Indivíduos com estilos de vida dinâmicos, em sua maioria, têm melhores capacidades de queimar calorias, uma vez que o trabalho ativo aumenta o volume e a perda de calorias.**consumo**. Supondo que sua ocupação seja estacionária, consolidar pequenas mudanças — como permanecer enquanto trabalha, usar a escada ou fazer caminhadas curtas — pode ajudar a dar suporte à digestão ao longo do dia. Dar suporte à saúde metabólica requer garantir que o corpo receba o equilíbrio apropriado de macronutrientes quando ele é fornecido a atletas ou pessoas que praticam muita atividade física.

6. **Objetivos individuais:**
Sua maneira de lidar com o bem-estar metabólico deve estar alinhada com seus próprios objetivos, seja manter o peso, expandir a energia ou trabalhar na prosperidade em geral. Por exemplo:

Se o seu objetivo é a redução de peso, é importante focar na deficiência calórica e, ao mesmo tempo, atender às necessidades nutricionais do seu corpo. Comer refeições mais modestas e regulares e permanecer verdadeiramente dinâmico ajudará a expandir a perda de calorias.**consumo**e evitar congestionamentos metabólicos.
Supondo que você não esteja retendo nada, focar em alimentos ricos em suplementos que fornecem energia (como grãos integrais, proteínas e gorduras sólidas) e diminuir o açúcar e as fontes de alimentos processados ajudará a equilibrar os níveis de glicose e a promover a produção de energia.

Resumo

Criar um estilo de vida que melhore a digestão requer uma abordagem multicamadas que incorpore nutrição, trabalho ativo, prosperidade mental e profunda e sistemas personalizados. Ao estabelecer propensões diárias que ajudem sua digestão, cultivar áreas de força para uma associação corporal e ajustar seu estilo de vida para atender às suas interessantes necessidades metabólicas, você pode garantir energia, bem-estar e imperatividade suportados a longo prazo. Essa abordagem holística à saúde metabólica não apenas torna mais fácil para seu corpo produzir mais energia, mas também faz você se sentir melhor em geral, para que possa se sentir melhor todos os dias.

Conclusão

A Chave Para A Saúde E Bem-Estar A Longo Prazo

*eu*saúde e bem-estar a longo prazo não podem ser alcançados fazendo mudanças ou soluções rápidas; requer uma metodologia incorporada e abrangente que considere a digestão como um elemento focal. O metabolismo é um sistema fundamental que influencia todos os aspectos do seu bem-estar, desde a energia física até a clareza mental e estabilidade emocional. É mais do que apenas um processo para queimar calorias ou controlar o peso. Ao apoiar e agilizar sua digestão, você pode abrir o potencial para essencialidade apoiada, melhor bem-estar e satisfação pessoal atualizada.

- ## **Integrando O Metabolismo Em Uma Abordagem Holística À Saúde:**

Como a boa energia apoia o bem-estar físico, mental e emocional

A digestão está no cerne de como o seucorpocapacidades e assume uma parte básica em sua prosperidade física, mental e profunda. Uma digestão justa e saudável garante que seu corpo efetivamente transforme a comida que você come em energia, alimentando tudo, desde os ciclos celulares até as capacidades mentais e diretrizes de estado de espírito. Esta é a maneira como a digestão se espreme em uma maneira abrangente de lidar com o bem-estar:

Prosperidade real:
A digestão influencia o quão bem seu corpo realmente funciona. Esteja você parado ou dinâmico, sua taxa metabólica decide o quão proficientemente seu corpo produz energia dos suplementos que você consome. Uma digestão sólida lhe dá a resistência e a solidariedade para viajar através de seus exercícios diários, seja caminhando, malhando ou trabalhando. Além

disso, ela estimula o desenvolvimento muscular, o metabolismo da gordura e a resiliência física em geral. No momento em que a digestão está funcionando idealmente, você experimenta melhor perseverança, mais rápidorecuperaçãodos exercícios e níveis de energia suportados ao longo do dia.

Lucidez Mental e Capacidade Mental:
Seu cérebro é um dos órgãos que mais demandam energia em seu corpo, e depende vigorosamente de uma digestão que funciona bem. Diretrizes de energia legítimas garantem que sua mente tenha um estoque consistente de glicose, que alimenta os ciclos mentais, por exemplo, centro, memória, direção e imaginação. Uma digestão melhorada previne quedas de energia que podem levar à fraqueza mental, névoa mental ou ausência de concentração. Você se sente mais alerta mentalmente e é mais capaz de lidar com tarefas difíceis quando seu metabolismo está equilibrado.

Perto de casa Estabilidade e Estresse os executivos:
O metabolismo não só tem impacto na sua mente e corpo, mas também desempenha um papel significativo na regulação emocional. Uma digestão bem-funcionante ajuda a equilibrar

produtos químicos como cortisol, insulina e serotonina, que impactam o temperamento e as reações ao estresse. Níveis de energia estáveis previnem flutuações pessoais e próximas alcançadas por picos e quedas de glicose. Por outro lado, uma digestão desequilibrada pode provocar episódios emocionais, nervosismo, irritabilidade ou até mesmo melancolia. Ao sustentar sua digestão, você apoia a prosperidade perto de casa, capacitando-o a supervisionar a pressão com mais probabilidade, manter a compostura sob tensão e manter uma perspectiva edificante sobre a vida.

• Vivendo Uma Vida Metabolicamente Otimizada

Manter hábitos saudáveis para vitalidade e longevidade sustentadas

Uma vida metabolicamente melhorada está ligada à adoção de propensões que ajudam sua taxa metabólica, bem como promovem a saúde e a expectativa de vida em geral. Aqui estão os principais sistemas para manter uma digestão que funcione de forma eficiente e econômica a longo prazo:

Foco na Sustentação Ajustada:

Comer uma dieta rica em variedades de alimentos integrais e naturais é fundamental para melhorar a digestão. Concentre-se em variedades de alimentos espessos como proteínas magras, gorduras sólidas, amidos complexos e diferentes produtos do solo. Eles fornecem os nutrientes fundamentais, minerais e agentes de prevenção do câncer que ajudam os ciclos metabólicos, diretrizes químicas e criação de energia. Ficar longe de açúcares refinados, variedades de alimentos manipulados desordenadamente e gorduras trans previnem congestionamentos metabólicos e natureza estranha da glicose.

Permaneça realmente dinâmico:
O trabalho real comum é uma das melhores maneiras de manter uma digestão saudável. Consolidar uma mistura de exercícios de alto impacto (como caminhar, andar de bicicleta ou nadar) e preparação de força auxilia no aumento de massa muscular, o que, portanto, apoia sua taxa metabólica basal (TMB). Exercícios cardiovasculares intensos (HIIT) também podem dar à sua digestão um pico impermanente e avançar o consumo de gordura. O treino constante melhora a capacidade metabólica e também trabalha no bem-estar cardiovascular, na força muscular e na espessura óssea — elementos-chave para a imperatividade de longo prazo.

Gestão do estresse e saúde mental são prioridades:
A pressão constante pode levar a níveis elevados de cortisol, o que pode afetar negativamente a digestão, diminuindo a criação de energia e promovendo o armazenamento de gordura. Supervisionar a pressão por meio de ensaios de cuidados como contemplação, ioga ou atividades de respiração profunda pode

ajudar a manter os níveis de cortisol sob restrições rígidas. Concentrar-se no bem-estar mental e pessoal é essencial para manter uma digestão decente, pois a pressão mental pode interromper a capacidade do seu corpo de usar suplementos de forma eficaz.

Tenha um descanso de qualidade: O descanso é frequentemente ignorado, mas assume um papel essencial na manutenção de uma digestão saudável. Durante o descanso profundo, seu corpo conserta tecidos, direciona produtos químicos e equilibra o uso de energia. A ausência de descanso ou a qualidade infeliz do descanso pode perturbar esses ciclos, levando a características metabólicas irregulares que resultam em ganho de peso, baixa energia e baixa capacidade mental. Não retenha nada de longos períodos de descanso contínuo a cada noite para permitir que seu corpo se reinicie e avance a digestão para o dia seguinte.

Mantenha-se hidratado:
A água é fundamental para essencialmente todos os ciclos metabólicos do corpo. Permanecer adequadamente hidratado auxilia seu corpo no processamento de gordura, nível de calor interno direto e absorção de apoio. Beber água suficiente pode, de fato, dar à sua digestão um impulso transitório, pois seu corpo

utiliza energia para transportar a água para o nível de calor interno. Concentre-se na hidratação bebendo água ao longo do dia, principalmente durante o jantar, para manter sua digestão funcionando de forma eficiente.

Centrado em Aprendizado Profundo e Variação: Seu metabolismo mudará naturalmente conforme você envelhece, mas isso não significa que você não pode controlá-lo. Permanecer informado sobre como as necessidades do seu corpo se desenvolvem a longo prazo permite que você ajuste suas propensões e horários para continuar apoiando uma digestão sólida. A realização duradoura, seja por meio de pesquisas, conferências com especialistas em serviços médicos ou experiência individual, auxilia você a chegar a conclusões informadas sobre sustento, exercícios e decisões de estilo de vida que mantêm sua digestão otimizada por um longo tempo.

• Considerações Finais

O poder de entender e nutrir seu metabolismo para uma saúde e bem-estar ao longo da vida

Entender como sua digestão funciona é possivelmente o recurso mais incrível que você pode ter para o bem-estar e a saúde a longo prazo. Sua digestão definitivamente não é uma substância estática, ela é impactada pela comida que você come, como você se movimenta, como você descansa e, surpreendentemente, você está perto do seu estado natal. Você pode melhorar sua vitalidade física, agudeza mental, estabilidade emocional e bem-estar geral adotando uma abordagem holística que promova a saúde metabólica.

A excursão para o bem-estar e a saúde duradouros não é sobre perfeição, mas sobre consistência. Benefícios a longo prazo podem resultar de ajustes modestos e duradouros no estilo de vida, exercícios e dieta. No momento em que você se concentra e sustenta sua digestão, você está investindo em seu futuro, garantindo que você tenha energia, força e versatilidade para continuar com uma vida dinâmica e satisfatória.

No geral, levar uma vida metabolicamente melhorada é algo além de supervisionar o peso ou as calorias, está ligado ao suporte da capacidade inata do seu corpo de efetivamente entregar e utilizar energia. É sobre cultivar um modo de vida que equilibra a saúde emocional, mental e física. Com uma compreensão mais profunda da digestão e as informações para ajudá-la, você pode moldar seu bem-estar, prosperidade e expectativa de vida por um longo tempo no futuro.

<u>O Fim</u>

www.ingramcontent.com/pod-product-compliance
Lightning Source LLC
Chambersburg PA
CBHW061810250726
48657CB00001B/365